LANGE-FRICKE | REESE

YOGA
Body

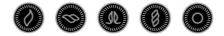

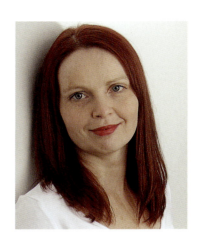

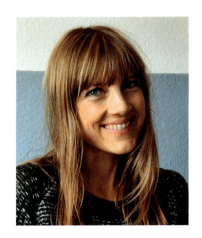

IRIS LANGE-FRICKE
{ die Ernährungswissenschaftlerin }

Iris Lange-Fricke hat Ihr Hobby zum Beruf gemacht. Schon als Kind verbrachte Sie mehr Zeit in der Küche als auf dem Spielplatz. Während Ihrer Lehrzeit als Köchin hatte sie nicht nur Spaß daran, mit Lebensmitteln zu arbeiten, sondern wollte auch genau wissen, welche Inhaltsstoffe sich in Obst, Gemüse und Getreide verstecken und was sie im Körper bewirken – also entschloss sie sich, Ernährungswissenschaften zu studieren. Heute verbindet sie ihr Küchenwissen mit dem theoretischen Fachwissen. Auf dem Blog www.uloopmagazin.de präsentiert sie leckere und gesunde Rezepte sowie ganzheitliche Tipps rund um die Themen Ernährung, Bewegung und Entspannung.

NICOLE REESE
{ die Yoga-Lehrerin }

In ihre erste Yogastunde geriet Nicole Reese während ihres Studiums eher zufällig – auf der Suche nach mehr Ruhe im Kopf. Fasziniert von der Gelassenheit, Kraft und Energie, die sich durch Yoga einstellen, begann sie 2008 die Kundalini-Lehrerausbildung, um sich intensiver mit Yoga zu beschäftigen. Ihre Begeisterung für Vinyasa Yoga führte sie einige Jahre später zum Teacher Training im Vinyasa-Stil bei Lance Schuler in Australien. »Ich liebe die Sonnengrüße, zu spüren, wie der Körper mit jeder neuen Runde wärmer und beweglicher wird und sich Atmung und Bewegung miteinander verbinden – großartig!« Nicole Reese arbeitet als freie Autorin und Yogalehrerin in Hamburg. Sie ist Mitbegründerin des Yogastudios »Yoga Elements« in Hamburg.

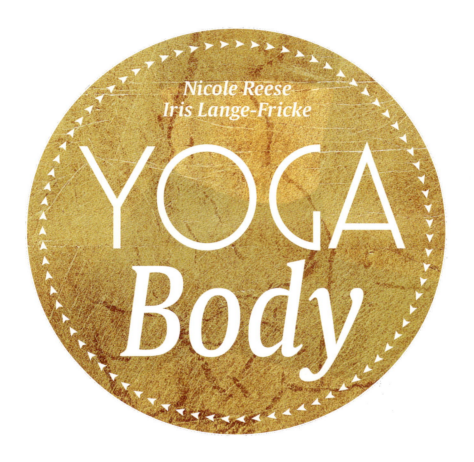

**Asanas & Ernährung perfekt kombiniert:
straff, schlank, schön**

INHALT

YOGA UND ERNÄHRUNG

10 **Schlaff, gestresst und zu schwer?**
11 Wie Yoga und Ernährung das Gewicht regulieren
11 Den Körper straffen und aktivieren – durch die Ernährung
12 Den Körper straffen und aktivieren – mit Yoga
16 Stress – so reagiert unser Körper

AUF EINEN BLICK

20 ACHTSAMKEIT

44 DER SONNENGRUSS

92 YOGA-FLOW ALL IN ONE: 15 MINUTEN

94 YOGA-FLOW ALL IN ONE: 60 MINUTEN

BODY SHAPING MIT YOGA

24 **Geschmeidig, stark, relaxed**
24 Die glorreichen Vier: Stoffwechsel, Tiefenmuskulatur, Verdauung und Bindegewebe
25 Yoga üben

STOFFWECHSEL

30 **In Schwung kommen – der Sonnengruß**
30 Wie übe ich den Sonnengruß?
31 Wie lange dauert das Yoga-Set?

TIEFENMUSKULATUR

48 **Haltung einnehmen**
48 Wie wirkt Yoga auf die Muskulatur?

DETOX

62 **Detox: entgiften und loslassen**
62 Wie reinigt Yoga unseren Körper?

BINDEGEWEBE

78 **Straffes Bindegewebe**
79 Wie wirkt Yoga auf das Bindegewebe?
80 Yin Yoga: die Übungsreihe

INHALT

CLEAN – YOGISCH – WOHLTUEND

98   *Lebensmittel für den Yoga-Body*
98   Was kommt auf den Teller?
101   Stolpersteine bei der gesunden Ernährung
102   Ernährung für einen aktiven Stoffwechsel
103   Ernährung für die Tiefenmuskulatur
104   Ernährung für die Entgiftung/Verdauung
104   Ernährung für das Bindegewebe

166   *Asana-Register*
167   *Rezeptregister*

DIE REZEPTE

107 FRÜHSTÜCK UND SNACKS

125 KALTE UND WARME GERICHTE

157 SÜSSES UND GETRÄNKE

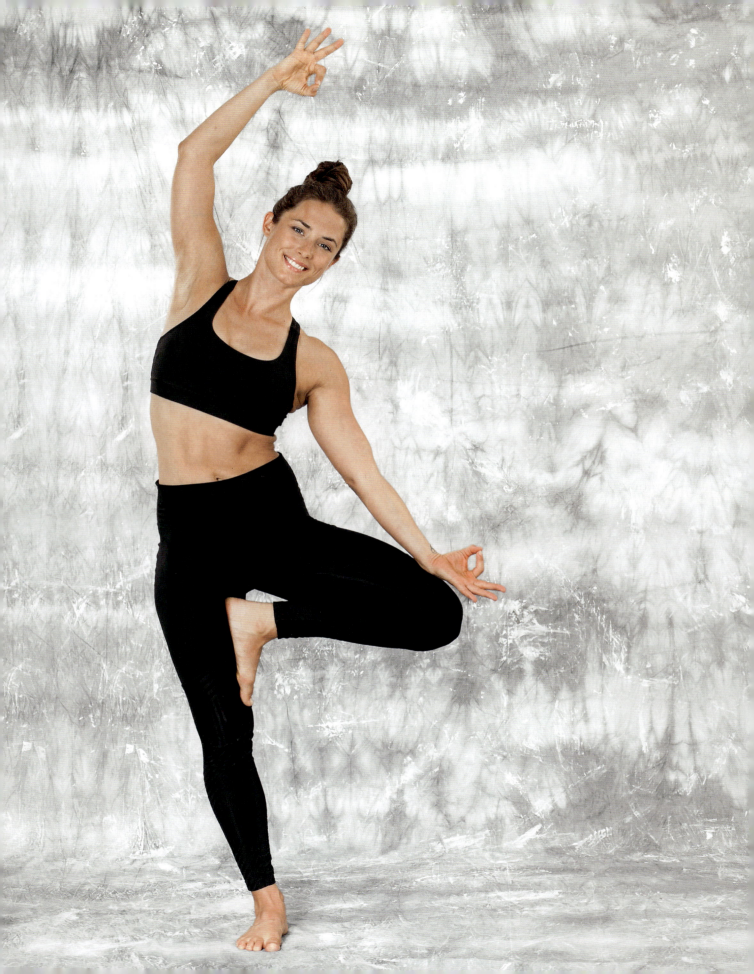

VORWORT

LIEBE LESERINNEN UND LIEBE LESER,

sich wohl in seinem Körper zu fühlen, entspannt, gelassen und aktiv zu sein, das ist das Ziel von Yoga-Body. Mit der Kombination aus Yoga und einer ausgesuchten, leckeren Ernährungsweise bringen Sie Körper und Seele wieder mehr ins Gleichgewicht und finden zu einem ausgewogenen und achtsamen Körpergefühl zurück. Vor allem der ganzheitliche Ansatz des Yoga, der neben den Körperübungen auch Atemtechniken und Meditation enthält, unterstützt Sie dabei, wieder mehr in Balance zu sein und stressfreier durch den Alltag zu gehen. Meditation ist der absolute Stresskiller und der beste Weg zu mehr Gelassenheit und Ausgeglichenheit.

Doch Yoga kann noch mehr: Auf körperlicher Ebene strafft eine regelmäßige Yogapraxis Ihre Silhouette, baut klar definierte Muskeln auf, verbessert die Verdauung und unterstützt die Entgiftungsprozesse des Körpers. Wir haben Ihnen unterschiedliche Yoga-Sets zu vier Themenschwerpunkten zusammengestellt:

— Kreislauf, Stoffwechsel und Fettverbrennung ankurbeln,
— Tiefenmuskulatur kräftigen,
— Detoxen und die Verdauung harmonisieren,
— Bindegewebe, die Faszien, stimulieren und straffen.

Hinzu kommen perfekt darauf abgestimmte köstliche Rezepte, die Sie dabei unterstützen, zurück zu einem tollen Körpergefühl zu finden.

Es geht uns dabei nicht um idealisierte Körpermaße, sondern darum, dass Sie sich wieder wohlfühlen in Ihrer Haut, aktiv und gelassen sind, dass Sie mehr Achtsamkeit sich selbst gegenüber entwickeln, die Lust auf Bewegung, die Freude am Kochen und Essen wieder neu für sich entdecken und Ihren Körper in seiner Einzigartigkeit und Einmaligkeit schätzen und lieben – und vielleicht auch das ein oder andere Kilo dabei verlieren.

Mit unseren Yoga-Sets, die immer auch Atemtechniken und Meditationen umfassen, möchten wir Sie inspirieren, Yoga mehr in Ihren Alltag zu integrieren. Dazu gehört auch eine ausgewogene Ernährung, die viele frische, köstliche Zutaten umfasst, die nicht nur hervorragend schmecken, sondern Ihrem Körper unglaublich guttun und Sie von innen und außen zum Strahlen bringen.

Viel Spaß beim Üben und Kochen
Ihre Iris Lange-Fricke und Nicole Reese

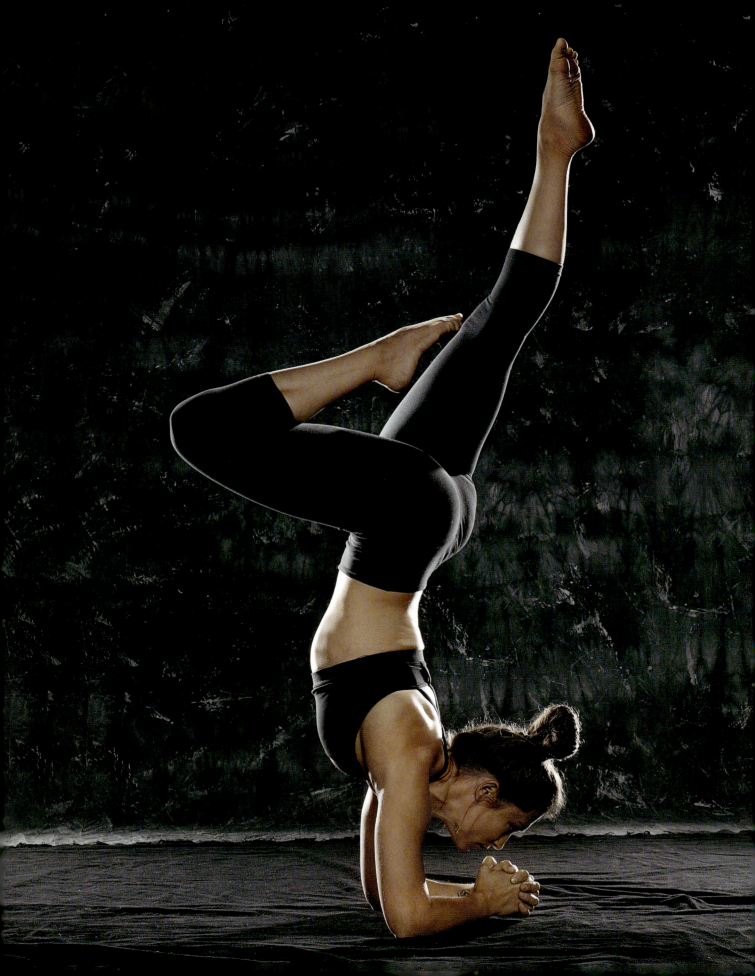

YOGA UND ERNÄHRUNG

SCHLAFF, GESTRESST UND ZU SCHWER?

Sie haben Diäten und Kalorienzählen satt und wollen auf eine schonende, ganzheitliche und gesunde Art und Weise Ihren Körper straffen und in Form bringen? Dann ist Yoga-Body genau das Richtige für Sie.

Sie möchten wieder mehr Bewegung in Ihren Alltag bringen? Möchten nachhaltig und ohne Jo-Jo-Effekt abnehmen? Sie haben keine Lust mehr, gestresst, erschöpft und schlapp zu sein? Wünschen sich insgesamt mehr Gelassenheit und Energie, eine straffere Körpersilhouette und ein besseres Körpergefühl?

Die Kombination von Yoga und Ernährung unterstützt Sie gleich doppelt auf Ihrem Weg zu einem gesunden und leichten Lebensstil. Yoga entspannt und stärkt gleichermaßen Körper und Geist. Yoga hilft dabei, Stress zu reduzieren, was maßgeblich für einen dauerhaft schlanken und gesunden Körper und einen klaren und entspannten Kopf ist.

Das Ziel von Yoga-Body ist es, dass Sie sich wohl in Ihrem Körper fühlen, gesund, fit, zufrieden und ausgeglichen sind. Für uns stehen dabei weniger äußerliche Idealmaße im Fokus als vielmehr ein ganzheitlicher Ansatz, der eine ausgewogene Ernährung, Bewegung und Entspannung umfasst. Um nachhaltig abzunehmen, ist es wichtig, wieder mit sich und dem eigenen Körper in Kontakt zu kommen und ein entspanntes Verhältnis zu ihm zu entwickeln; den eigenen Körper in seiner Einzigartigkeit zu schätzen und gut zu ihm zu sein, statt vermeintlichen Körperidealen nachzueifern.

Dazu gehört neben einer leckeren, gesunden Ernährung auch, die Lust an Bewegung (wieder) zu entdecken: zu spüren, wie großartig der eigene Körper ist; zu genießen und zu staunen, was er alles kann; Muskeln zu entdecken, von denen Sie gar nicht wussten, dass sie existieren. Kurz: rundum ein tolles Körpergefühl zu entwickeln. Mit den Yoga-Flows stabilisieren Sie Ihre Körpermitte, festigen Ihre Körpersilhouette, bauen Kraft und eine aufrechte, gelassene Haltung auf. Mit Meditation und Pranayama, den Atemtechniken des Yoga, lernen Sie, besser abzuschalten und Stress zu reduzieren, ausgeglichen und entspannt zu sein. Die köstlichen, nährenden Gerichte geben Ihrem Körper genau das, was er braucht, ohne ihn zu belasten – das schmeckt nicht nur, sondern führt auch zu Erfolgen auf der Waage. Vital, ausgeglichen, entspannt, präsent, schlank und gesund zu sein – und das Essen wieder zu genießen: ein Rundumpaket, das Spaß macht und Sie wieder zum Strahlen und Leuchten bringt.

YOGA UND ERNÄHRUNG

Wie Yoga und Ernährung das Gewicht regulieren
Für eine nachhaltige Gewichtsreduktion sind drei Säulen ausschlaggebend: Ernährung, Bewegung und Entspannung. All das verbindet die Kombination von Ernährung und Yoga. Mit einer gezielten Ernährungsumstellung, Bewegung und Muskelaufbau durch die Asanas (Yogaübungen) sowie Entspannung durch Meditation und Pranayama reduzieren und halten Sie problemlos Ihr Gewicht.

Die ganzheitliche Idee des Yoga baut Stress ab, beruhigt Kopf und Körper und bringt Sie wieder näher zu sich selbst, näher an Ihre Gefühle und Bedürfnisse heran. Sie entwickeln mehr Achtsamkeit und Präsenz, gewinnen eine entspannte Haltung zu Ihrem eigenen Ich und zu Ihrem Körper, sind zuversichtlicher und dynamischer und treffen bewusstere Entscheidungen – auch, wenn es darum geht, was auf dem Teller landet.

Oft beginnt der schwierigere Teil erst nach der Ernährungsumstellung, wenn es darum geht, auch langfristig die neu erworbene Ernährungsweise und die regelmäßige Yogapraxis beizubehalten. Kaum zurück in der Routine, hängen wir schnell wieder in alten Gewohnheiten fest. Je besser Sie Ihre ganz persönlichen Ernährungsfallen und Hindernisse für eine Yogaroutine kennen, umso leichter können Sie sie vermeiden. Egal, ob Sie die typischen drei Kilo zu viel loswerden wollen, Ihr Bauch wieder fester, die Beine schlanker sein sollen oder ob Sie wesentlich mehr Gewicht verlieren möchten: Anfangs steht ein wenig Ursachenforschung in Bezug auf die eigenen Ernährungsgewohnheiten an. Wann, was und warum essen Sie? In welchen Situationen greifen Sie zu fettigen, süßen Speisen oder essen mehr als Ihnen guttut? Essen ersetzt vieles, ist Trostpflaster, Belohnung und baut vermeintlich Stress ab. Eigene Muster und Verhaltensweisen zu erkennen und damit bewusster umzugehen, erleichtert den Weg zum Wunschgewicht ungemein.

Unterstützung bietet Ihnen dabei Yoga: Die Entspannungs- und Atemtechniken sowie die Asanas schulen Ihr Körperbewusstsein. Sie nehmen genauer wahr, was Ihnen guttut und was nicht. So können Sie Anspannungen leichter abbauen und psychologisch bedingtes Essen und Heißhungerattacken besser verhindern.

Auf körperlicher Ebene unterstützen die fließenden Bewegungsabfolgen den Stoffwechsel, stimulieren die Verdauung und straffen nebenbei den gesamten Körper und die Silhouette.

Leckere Rezepte, angelehnt an die yogischen Ernährungsempfehlungen, und ein Baukastensystem zeigen, was und wie viel Sie essen können, um abzunehmen bzw. um das Gewicht zu halten. Die veganen und vegetarischen Rezepte machen satt, geben Energie, regen den Stoffwechsel an und geben Ihrem Körper genau das, was er braucht, um aktiv zu sein.

Den Körper straffen und aktivieren – durch die Ernährung
Sie möchten sich leichter und besser fühlen? Egal ob Sie zwei Kilo verlieren möchten oder sich einen flacheren Bauch wünschen, fangen Sie einfach an.

Die richtige Motivation
Der erste Schritt zu einem leichteren, aktiveren Alltag ist der innere Wille zur Veränderung. Kommt die Motivation vom Partner oder vom Arzt, ist es schwerer, sich zu etwas zu bewegen, als wenn Sie selbst fest entschlossen sind. Es muss im Kopf klick machen, der entscheidet nämlich darüber, was Sie essen. Setzen Sie sich am Anfang ein Ziel und kleine Teilziele, die Sie schrittweise erreichen können. Das Gesamtziel sollte jedoch nicht zu hoch gesteckt sein. Mögliche Ziele sind ein Kleidungsstück, in das sie wieder hineinpassen möchten; die Treppe, bei der Sie außer Atem kommen; der Gürtel, der drückt, oder insgesamt ein besseres Körpergefühl.

Nehmen Sie Ihre Ernährung unter die Lupe
Schauen Sie sich zu Beginn Ihre Ernährung genauer an. Dazu ist ein Ernährungstagebuch sinnvoll; so können Sie sehen, was Sie essen und trinken, und das mit unserer yogischen Ernährungsweise vergleichen. Kalorien brauchen Sie dafür nicht zu zählen, denn wir verfolgen kalorienzählfreies Essen. Wichtig ist eher, ob Sie genug frische Zutaten verwenden, ausreichend trinken und dass Lebensmittel wie Obst, Gemüse, Hülsenfrüchte, Nüsse oder Kartoffeln auf Ihrem Einkaufszettel stehen. Streichen Sie vor allem weißes Brot, Fertiggerichte, Fleisch, fettrei-

YOGA UND ERNÄHRUNG

che Produkte und Snacks von Ihrem Speiseplan. Schon allein durch eine veränderte Lebensmittelauswahl und -zusammensetzung versorgen Sie Ihren Körper mit vielen Vitalstoffen. Sie werden schneller satt, essen automatisch weniger und beugen dadurch möglichen Heißhungerattacken vor.

Damit Ihre Ernährungsumstellung auch im Alltag gut klappt, haben wir ein Baukastensystem für einen Tag (Seite 100) für Sie entwickelt. Er ist so aufgebaut, dass Sie eine bestimmte Menge an Portionen von verschiedenen Lebensmitteln empfohlen bekommen. So brauchen Sie keine Kalorien zu zählen und können sich gut orientieren. Sie essen nur noch, wenn Sie wirklich Hunger haben, und hören auf, wenn Sie satt sind. Durch das intuitive Essen ernähren Sie sich genau nach Ihrem Bedarf. So nehmen Sie ab und fühlen sich einfach wohler. In Verbindung mit den Yogaübungen können Sie Muskeln aufbauen, den Stoffwechsel und die Fettverbrennung aktivieren. Nach einer intensiven Yogapraxis haben Sie häufig mehr Lust auf Gesundes und weitaus weniger Appetit auf Pizza & Co. Grund dafür ist einerseits die bewusstere Körperwahrnehmung, die sich mit der Yogapraxis einstellt und fast automatisch zu einem achtsamen Essverhalten führt. Aber auch die Endentspannung, bei der Körper und Geist sich von den körperlichen Anstrengungen erholen, hilft dabei, gesünder zu essen: So sind Sie auch nach einer intensiven Yogapraxis weniger ausgepowert und müssen nicht sofort neue Kalorien nachladen, sondern können Ihrem Körper genau das geben, was er braucht: frische, leckere Gerichte, die satt machen und nicht belasten.

Wichtig dabei ist, dass Sie trotzdem genügend essen. Hungern Sie nicht, denn ein Kaloriendefizit treibt den Stoffwechsel in eine andere Richtung und kann dazu führen, dass Sie langsam oder gar kein Gewicht verlieren, da der Körper immer in einem Hungerzustand ist und nichts abgeben möchte. Der Jo-Jo-Effekt ist so vorprogrammiert.

Langfristig nehmen Sie ab durch eine nachhaltige Ernährungsumstellung, die viel Flüssigkeit, Obst, Gemüse, Vollkorngetreide, Hülsenfrüchte, Nüsse und Milchprodukte umfasst. Die Kost sollte fettmoderat sein, ausreichend Eiweiß und eine reduzierte Kohlenhydratmenge enthalten.

Den Körper straffen und aktivieren – mit Yoga
— Yoga ist ein Rundumprogramm für den gesamten Körper und gibt uns wunderbare Werkzeuge an die Hand, die uns dabei helfen, Kopf und Geist zu entspannen und unsere Körpersysteme wieder ins Gleichgewicht zu bringen. Neben der stressreduzierenden Wirkung der Meditation, die einen wichtigen Aspekt des komplexen Yogasystems darstellt, sorgt das Praktizieren der Asanas durch den Wechsel von An- und Entspannung für ein herrlich gutes Körpergefühl. Zusätzlich wird das vegetative Nervensystem ausbalanciert, was zu mehr Ausgeglichenheit führt. Yoga wirkt auf unseren Hormonhaushalt, der alle wichtigen Stoffwechselprozesse im Körper steuert. Der gesamte Muskelapparat wird durch die Übungen gekräftigt und gedehnt, der Körper wird flexibler, Verdauung und Stoffwechsel werden ausgeglichen, das Immunsystem wird unterstützt und das Herz-Kreislauf-System gestärkt. Die Silhouette wird gestrafft, die Haltung verbessert sich, die Figur kommt wieder in Form. Und: Yoga schult unsere »somatische Intelligenz«, das eigene Wissen um unsere Bedürfnisse, indem wir durch die Übungen lernen, den Bewegungen nachzuspüren und unseren Körper bewusst wahrzunehmen.

Warum tut Yoga so gut und was passiert dabei in Körper und Kopf?

Yoga macht glücklich. Das liegt an der unschlagbaren Kombination aus Anspannung und Entspannung. Lassen Sie deswegen auch nie das Savasana am Ende sausen, denn spätestens jetzt löst sich die letzte Anspannung auf. Und: Yoga ist für alle da. Jeder kann Yoga machen, solange die Übungen dem Körper und der momentanen Lebenssituation und den Bedürfnissen entsprechend angepasst werden.

Wir haben vier Yoga-Flows entwickelt, deren Fokus nach unterschiedlichen Schwerpunkten ausgerichtet ist, die jedoch allesamt Ihren Körper wieder in Form bringen:
— Der erste dynamische Flow regt vor allem den Kreislauf und den Stoffwechsel an und hilft dabei, überflüssige Pfunde verschwinden zu lassen und in Schwung zu kommen (Seite 30).
— Mit dem zweiten Yoga-Flow bauen wir die Tiefenmuskulatur, unsere Core Power auf, die für eine auf-

YOGISCHE ERNÄHRUNG

Mit einer an die yogischen Empfehlungen angelehnten Ernährung können Sie langfristig und nachhaltig Ihre Ernährung umstellen, ist sie ausgewogen und macht schlank. Unsere Rezepte sind an die Yogalehre angelehnt und beinhalten die yogischen Grundprinzipien. Sie sind aber vor allem auch unseren westlichen Vorlieben und Gewohnheiten angepasst und vegetarisch/vegan ausgerichtet. Hier gibt es keine Kalorienvorgaben, da der Bedarf eines jeden Menschen unterschiedlich ist. Trinken Sie ausreichend Wasser, am besten bis zu drei Liter am Tag.

Die Nahrungsmittel in der yogischen Ernährungsweise sind nach den drei »Gunas«, nach der Wirkung auf den Körper und Geist, eingeteilt. Empfohlen wird, sich überwiegend mit sattvigen Lebensmitteln zu ernähren.

Die sattvige Ernährung soll den Menschen mit energiespendenden Nahrungsmitteln versorgen und Lebensmittel ausschließen, die den Körper schwächen und das Prana (Lebensenergie) stören. Nehmen wir verstärkt fettreiche und große Mahlzeiten auf, die viele leere Kalorien enthalten, so werden wir schnell müde, schlapp und träge. Das Üben und das Meditieren fallen so schwerer, der Geist ist in keinem klaren Zustand. Richten Sie deshalb Ihre Nahrungsauswahl vor allem sattvig aus.

Sattvige Lebensmittel:

- Vollkornprodukte, Getreide
- Kartoffeln
- leicht verdauliches, reifes Obst und Gemüse
- Hülsenfrüchte
- Nüsse und Samen
- Milch und Milchprodukte
- pflanzliche Öle
- Milchvergorenes (z. B. Sauerkraut)
- Speisen aus Grundnahrungsmitteln zubereitet
- schonende Zubereitung wie Dünsten, Blanchieren, Dämpfen

Rajasige, also anregende und aktivierende Lebensmittel sollten Sie weniger verzehren, denn sie können unruhig machen. Jedoch nutzen wir einige dieser Zutaten für unsere Rezepte, da sie auch stoffwechselanregend wirken können.

Rajasige Lebensmittel:

- Kaffee, schwarzer Tee
- scharfe Gewürze (Cayennepfeffer und Chili)
- saure und bittere Lebensmittel
- zu stark gewürzte und gesalzene Gerichte
- Zwiebeln, Knoblauch
- Rettich und Radieschen
- weißer Zucker, Weißmehl und Produkte daraus
- Eier

Tamasige Lebensmittel sollten laut der Yogalehre nicht auf dem Speiseplan stehen, da sie sich auf den Körper mit Trägheit und Schwere auswirken können. Sie sind »Gift« für Körper und Geist und damit auch für die Yogapraxis. Auch ein Übermaß an Essen kann eine tamasige Auswirkung auf den Körper haben.

Tamasige Lebensmittel:

- faule, unreife oder überreife Nahrungsmittel
- Fleisch, Geflügel, Fisch
- alles Vergorene (z. B. Essig)
- Konserven, Fertiggerichte
- zu lang gekochtes und warm gehaltenes Essen
- stark gebratene, gegrillte oder frittierte Speisen
- Alkohol, Nikotin

YOGA UND ERNÄHRUNG

rechte Haltung und eine starke Körpermitte verantwortlich ist (Seite 48).
— Unser Detox Flow sorgt für mehr Balance im Verdauungssystem und hilft dabei, Überflüssiges auszuwringen – für einen flachen Bauch und eine schöne Taille (Seite 62).
— In die Tiefen unseres Bindegewebes, unserer Faszien, führt uns das vierte Programm: Mit den passiven, intensiven Yin-Yogapositionen lösen wir Verspannungen auf und regen den Lymphfluss und den Feuchtigkeitsgehalt im Körper an – super für einen entspannten Geist und eine feste, glatte Körpersilhouette (Seite 78).
— Hinzu kommt ein XL-Flow, der alle Schwerpunkte miteinander kombiniert (Seite 94).
— Haben Sie mal nur wenig Zeit, können Sie mit unserem knackigen Yoga-Quickie, der Sie in 15 Minuten in Schwung bringt, Energie auftanken und Ihre Muskeln stärken (Seite 92).

In Schwung kommen: Stoffwechsel, Kreislauf und Fettverbrennung aktivieren

Die intensiven Übungsabfolgen sorgen dafür, dass der ganze Körper rundum trainiert wird. Mit unseren Power-Asanas kurbeln wir ganz bewusst den Stoffwechsel und die Fettverbrennung an. Wie? Indem wir die einzelnen Positionen dynamisch miteinander verbinden und durch mehrere Wiederholungen der Yogasequenzen konstant in Bewegung bleiben. Bei jeder Bewegung verbrennt unsere Muskulatur Zucker und Fette, verbraucht Energie. Ähnlich wie beim Ausdauersport aktivieren wir so unseren Grundumsatz, bauen Muskeln auf und aktivieren die Fettverbrennung – die Körperform wird schlanker und fester. Im Yoga nutzen Sie ausschließlich Ihr Eigengewicht. Im Gegensatz zum Krafttraining im Studio, wo Muskeln oft isoliert angesteuert werden, sprechen Sie mit den Asanas komplexe Muskelgruppen und Muskelketten an. Hinzu kommt die stetige Kombination aus Kräftigung und Dehnung der Muskulatur, die den Körper nicht nur kraftvoller und beweglicher werden lässt, sondern lange, schlanke, definierte und geschmeidige Muskeln aufbaut – statt starrer, dicker Muskelberge.

Durch die dynamische Abfolge der Asanas wird der ganze Körper aktiviert und in Schwung gebracht. Das Herz-Kreislauf-System wird angeregt, unser Energielevel steigt, wir sind vitaler und fröhlicher. Die bewusste Verbindung von Bewegung und Atmung während des Flows schult gleichzeitig die Aufmerksamkeit und Konzentration, das entspannt den Kopf – und Ihre Ausdauer und Kondition trainieren Sie auch gleich noch mit.

Haltung einnehmen: Tiefenmuskulatur und Kraft aufbauen

Die Yoga-Asanas stärken und dehnen gleichermaßen die gesamte Muskulatur, was lange, definierte Muskeln und fein modellierte Körperformen zur Folge hat. Auch die typischen Problemzonen wie Bauch, Beine, Po und Oberarme werden dadurch in Form gebracht. Doch die Asanas können noch mehr: Viele Yogapositionen stärken die Tiefenmuskulatur, die wie eine Art inneres Korsett unsere Körpermitte stabilisiert. Dazu gehören die geraden und schrägen Bauchmuskeln, die Rücken- und Beckenmuskeln sowie die Bein- und Hüftmuskulatur. Die gezielte Kräftigung des Rumpfes, die so genannte »Core Stability«, sorgt durch die Aktivierung der gesamten Bauch- und Rückenmuskulatur nicht nur für eine feste schlanke Taille und einen flachen Bauch, sondern auch für eine aufrechte, gerade Haltung. Zusätzlich wird durch die Kräftigung der tiefer liegenden Muskelschichten Rückenschmerzen vorgebeugt, die häufig durch fehlende Bauchmuskulatur und Bewegungsmangel hervorgerufen werden. Vor allem Balancepositionen und asymmetrische Bewegungsabfolgen zielen auf die tief liegenden Muskeln ab. Nebenbei erhöht sich über den Aufbau unserer Muskulatur auch unser gesamter Energiebedarf, da Muskeln mehr Energie als Fett verbrauchen – und das auch im Ruhezustand. So stärken Sie mit den Core- und Balanceübungen gleich dreifach Ihre Körpermitte.

Detox: entgiften, loslassen und die Verdauung in Balance bringen

Ein weiterer wichtiger Aspekt der Asanapraxis ist die Wirkung auf unsere Verdauungsorgane. Ein gesunder Darm ist die Grundvoraussetzung unserer Gesundheit und eines flachen Bauches. Im Yoga spielt Agni, das Ver-

YOGA UND ERNÄHRUNG

dauungsfeuer, eine wichtige Rolle. Kommt dieses durch zu wenig Bewegung oder die falsche Ernährung nicht in Schwung, können die Nährwerte der Nahrung nicht richtig aufgenommen und verteilt werden. Wir haben keine Energie, sind antriebslos und träge. Die Yogaübungen helfen dabei, unser Verdauungsfeuer anzuzünden: Sie stimulieren durch die Asanas den Darm, massieren und bewegen die Organe und die endokrinen Drüsen und sorgen für einen reibungslosen Ablauf der Entgiftungsprozesse. Des Weiteren wirken die Positionen positiv auf Ihren Hormonhaushalt ein, da das Drüsensystem, das u. a. unsere Stimmungen und Gefühle steuert, durch die Asanas ausbalanciert wird. Auch das Immunsystem, das uns vor Infektionen und Erkältungen schützt, wird über eine gesunde Darmflora gestärkt.

Eine wichtige Rolle bei der Entgiftung spielt das Lymphsystem, das in einem regen Kontakt mit dem Darm steht. Es besteht aus der Lymphflüssigkeit und den Lymphknoten und ist für den Abtransport von Giftstoffen, Krankheitserregern, Bakterien und anderen Abfallprodukten unseres Körpers verantwortlich. Im Gegensatz zum in sich geschlossenen Blutkreislauf sind die Lymphe eine Art offenes System, das nur über die Bewegung der Muskulatur und des Atems in Schwung gebracht wird. Die Lymphe wie auch die anderen Körpersysteme brauchen ausreichend Flüssigkeit und Bewegung, um gut fließen zu können.

Generell wirkt sich die bewusste, tiefe Atmung während der Yogapraxis positiv auf unsere Verdauungsorgane und alle Körpersysteme aus. Magen, Darm, Leber, Gallenblase und die Bauchspeicheldrüse werden auf Trab gebracht und bei ihrer Tätigkeit unterstützt – Verdauungsbeschwerden verschwinden. Das sorgt nicht nur für einen flachen, entspannten Bauch, sondern auch für gute Laune, da nichts mehr grummelt oder den Bauch aufbläht.

Auch die Haut profitiert von einer ausgeglichenen Verdauung: Sie ist reiner und klarer, da weniger Giftstoffe über sie ausgeschieden werden. So kann sie von innen heraus strahlen. Saunabesuche, Massagen und Dampfbäder unterstützen beim Entgiften und helfen, Schadstoffe über die Haut auszuscheiden.

Straffes Bindegewebe: Faszien stimulieren und entspannen

Unser Bindegewebe, die Faszien, durchziehen wie ein Spinnennetz den gesamten Körper, schützen und verbinden alles miteinander. Sie sorgen für einen straffen, festen, geschmeidigen Körper und eine glatte, ebenmäßige Haut. Stress, Bewegungsmangel und eine unausgewogene Ernährung können die Gewebestruktur, den Kollagen- und Wassergehalt, verändern, wodurch die Faszien verkleben und fest werden. Das Bindegewebe ist besonders wichtig für die Versorgung unserer Zellen mit Sauerstoff und kümmert sich um den Abtransport von Stoffwechselabfällen. Es regelt den Feuchtigkeitsgehalt unseres Körpers, bindet und speichert Wassermoleküle und fungiert als Informationsträger im Körper.

Das Bindegewebe reagiert extrem empfindlich auf Stress und einen unausgewogenen Säure-Basen-Haushalt des Körpers, der durch eine zu saure Ernährung und zu wenig Bewegung hervorgerufen werden kann. Mit einer gezielten Stimulierung der Faszien, durch Kompression und Dehnung, wie wir es im Yin Yoga praktizieren, und einer basisch ausgerichteten Ernährung können sich die Faszien regenerieren, schmerzhafte Kontraktionen gelockert und der Feuchtigkeitsgehalt des Gewebes stimuliert werden. In den Zellen der Faszien, den Fibroblasten, wird u. a. Hyaloronsäure gebildet, die für den Feuchtigkeitsgehalt des Körpers wichtig ist. Er hält uns geschmeidig und beweglich und unser Hautbild straff und fest. Mit dem Alter nimmt der Feuchtigkeitsgehalt im Gewebe ab, wir werden steifer, die Haut wird weicher und hat weniger Spannkraft. Yin Yoga wirkt als vorbeugende Maßnahme, da durch das lange Halten der Positionen Verklebungen und Blockierungen im Gewebe und in den Gelenken entgegengewirkt werden kann und der Feuchtigkeitsgehalt im Gewebe stimuliert wird

Faszien können aber noch mehr: Sie federn unsere Bewegungen ab und beeinflussen die Zugkraft unserer Muskeln und Sehnen, was entscheidend für eine aufrechte, gerade Haltung und eine schöne Körpersilhouette ist. Ein gesundes Faszientgewebe unterstützt den Körper bei all seinen Prozessen, hält uns aufrecht und beweglich. Es lohnt sich also auf allen Ebenen, tiefer zu gehen und Ruhe zu bewahren.

Stress – so reagiert unser Körper

Chronischer Stress hält unser System unter Spannung und beeinflusst unser Gewicht. Wir schalten nicht mehr ab: Informationen, Möglichkeiten, Entscheidungen – unser Verstand läuft auf Hochtouren – und das ohne Pause. Wir essen nebenbei, telefonieren beim Autofahren und in der Mittagspause werden Projekte mit den Kollegen besprochen. Ausreichend geschlafen haben wir schon lange nicht mehr. Hinzu kommen weitere emotionale Stressfaktoren: Trennungen, Konflikte in der Familie, mit den Kindern, mit dem Partner, Minderwertigkeitsgefühle, Ärger mit den Kollegen usw. Statt uns Pausen zu gönnen, um zu regenerieren, treten wir unentwegt aufs Gaspedal, bis Kopf und Körper laut »Stopp« rufen – und manchmal ignorieren wir auch diese Signale noch: Kopfweh, Rückenschmerzen, Magenprobleme, anhaltende Erschöpfung und Gewichtszunahme.

Warum macht Stress dick?

Unser heutiger Lebensstil aktiviert vor allem den Sympathikus, den Teil des vegetativen Nervensystems, der uns in Bewegung hält. Generell kann unser System gut mit Stress umgehen. In Ausnahmesituationen wird vom Körper extra Energie mobilisiert: Wir können klarer und effizienter denken, Herz und Gehirn werden besser durchblutet, Adrenalin wird produziert. Alles, was jetzt nicht akut benötigt wird, wird runtergefahren: Verdauung, Immunsystem … Ideal ist dieser sogenannte »fight and flight«-Modus des Körpers vor allem dann, wenn Gefahr droht, wir kämpfen, weglaufen oder schnell reagieren müssen. Zum Nachteil wird er, wenn wir nicht in der Lage sind, die Stresshormone abzubauen, da sich immer mehr Arbeit auf dem Schreibtisch türmt, ein Projekt das nächste jagt, Konflikte sich nicht lösen, wir unentwegt unter Strom stehen, wir uns Sorgen machen. Durch die Dauerbelastung steigt unser Hormonspiegel an, im Nebennierenmark wird vermehrt Cortisol gebildet, um den Blutzuckerspiegel zu erhöhen. Das führt zu einer erhöhten Insulinausschüttung, was wiederum als Heißhungeranfall enden kann. Ein Kreislauf, der mehr als ungünstig für die schlanke Linie ist.

Was letztlich als Stress empfunden wird, ist individuell verschieden. Die fünfte rote Ampel in Folge, wegen der Sie zu spät kommen, drängende Abgabetermine, die schlechte Laune der Kollegen, Schlafprobleme, dazu die chronischen Rückenschmerzen: Wir können im Alltag selten die Beine in die Hand nehmen und loslaufen, wenn es für uns brenzlig und stressig wird. Dabei ist Bewegung neben anderen Faktoren ganz entscheidend für den Stressabbau im Körper: Wir bauen so ganz aktiv Stresshormone und Druck ab.

Stress und Essverhalten

Bei chronischem Stress wird das Hormon Cortisol freigesetzt. Grundsätzlich ist das gut, denn es sorgt dafür, dass wir in Stresssituationen genug Zucker zur Verfügung haben, da wir jetzt besonders viel Energie benötigen. Ist aber durch Dauerstress ständig der Blutzuckerspiegel erhöht, kann das zu einer vermehrten Insulinausschüttung und Heißhunger führen. Fett kann nicht verbrannt werden und eine Gewichtszunahme ist vorprogrammiert. Zudem hemmt ein hoher Cortisolpegel die Produktion des Glückshormons Serotonin – einer unserer natürlichen Appetitzügler. Wer frustriert ist und schlechte Laune hat, greift deswegen gerne zu Fast Food, Schokolade, Backwaren und anderen Dickmachern, also zu schnell verfügbaren Kohlenhydraten. So entsteht ein Teufelskreis aus Frust und Heißhunger. Der Körper merkt sich das und schreit bei jeder Stressphase nach Essen. Durch diese Gewohnheit greifen wir dann immer zum Essen, wenn wir im Stress sind. Wird weniger Cortisol ausgeschüttet, reguliert sich der Blutzuckerspiegel und entsprechend auch die Insulinausschüttung. Das können wir mit einer kohlenhydratmoderaten und eiweißreichen Ernährung unterstützen. Schauen Sie sich Ihre Gewohnheiten an und spüren Sie, welche zu eigentlich ungewolltem Essen und Heißhunger führen.

Alarm im Darm: Wie sich Stress auf unsere Körpermitte auswirkt

Wir alle kennen die Sprüche: »Das schlägt mir auf den Magen« oder »Ich habe Schmetterlinge im Bauch«. Unsere

YOGA UND ERNÄHRUNG

Emotionen und Gedanken – positive und negative – haben einen starken Einfluss auf unseren Magen-Darm-Trakt.

Insbesondere bei starken psychischen Belastungen und Stress können die Arbeit im Darm und das Wohlbefinden negativ beeinflusst werden. Bei akuten Situationen, wie einem Vortrag oder einem Streit mit dem Partner, kann das zu einer vermehrten Darmtätigkeit führen und wir flitzen aufs Klo. Aber auch starker Leistungsdruck oder zu viel Bürotätigkeit können dazu führen, dass wir unter Bauchschmerzen oder Verstopfung leiden. Bauchkrämpfe und Blähungen sind die klassischen Symptome bei stressbedingten Magen-Darm-Beschwerden.

Der Darm hat nicht nur als Verdauungssystem eine Funktion. Er hat auch Einfluss auf Psyche und Immunsystem. Festgestellt wurde eine enge Verbindung zwischen Hirn und Darm. In unserem Magen-Darm-System sind hundert Millionen Nervenzellen angesiedelt, die ständig mit dem Gehirn kommunizieren. Dieses eigene Nervensystem ist zustandig für eine reibungslose Verdauung, die Verarbeitung der Nahrung und die Aufnahme der Inhaltsstoffe aus unserem Essen. Es setzt Hormone und Botenstoffe frei, die das alles regulieren. Im Darm werden die gleichen Botenstoffe freigesetzt wie im Gehirn, so steht der Darm in enger Verbindung mit dem Gehirn. Zudem sendet das Gehirn ständig Signale in den Darm. Ist das Gehirn gestresst, wird auch der Darm negativ beeinflusst und produziert entsprechende Nervenbotenstoffe und Stresshormone. Ein Hormon, das unter psychischen Belastungen produziert wird, ist Dopamin, das im Körper anregend wirkt. Ein anderes ist Serotonin, das die Arbeit im Darm hemmen kann. So kann man unter Durchfall oder Verstopfung leiden. Auch Anspannung, Angst und Druck spürt man in Magen und Darm – meist durch Übelkeit, Appetitlosigkeit oder Schmerzen. Auch diese Symptome werden durch die vermehrte Produktion von Stresshormonen hervorgerufen. Durch die Verengung der Arterien in der Magenschleimhaut funktioniert die Durchblutung nicht richtig und es entstehen Entzündungen, die chronisch werden können.

Mit einer darmfreundlichen und nährstoffreichen Ernährung, regelmäßiger Bewegung und Entspannung können wir viel für einen ausgeglichenen Darm tun.

Stress und Yoga: Wie Yoga uns hilft, entspannt und schlank zu bleiben

Um stressbedingte Heißhungerattacken zu vermeiden, muss der erhöhte Cortisolspiegel heruntergefahren werden. Das klappt hervorragend mit Yoga, dessen Zusammenspiel von Bewegung und Entspannung das gesamte Hormonsystem dabei unterstützt, die freigesetzten Stresshormone zu reduzieren. Mit Meditation und Pranayama aktivieren Sie den Parasympathikus, den Bereich des vegetativen Nervensystems, der für unsere Regeneration, Ruhe und Entspannung zustandig ist.

> *Yoga ist jener innere Zustand, in dem die seelisch-geistigen Vorgänge zur Ruhe kommen.*
> PATANJALI, SUTRA I.2

Unsere Gedanken schwirren ständig herum, wir überlegen, planen, grübeln und werden ständig von neuen Impulsen abgelenkt. Im Yoga nennt man diesen unruhigen Geist den »monkey mind«. Unsere Gedanken springen wie ein Affe von einem Ast zum anderen, der, kaum hat er eine Frucht angebissen, diese fallen lässt, um sich zur nächsten zu hangeln, die in seinem Blickfeld auftaucht. Das ist für unser System fürchterlich anstrengend und stressig, da wir auf unzählige Reize und Einflüsse reagieren müssen und dabei unsere eigentlichen Bedürfnisse übersehen. Mit einer regelmäßigen Meditation wird der Gedankenmüll des Tages rausgefegt, es kehrt wieder Ruhe im Kopf ein. Vor allem die Bereiche des Gehirns, die unser Gedächtnis und unsere Konzentration unterstützen, wie der präfrontale Cortex und der Hippocampus, werden durch Meditation stimuliert. Wir sind konzentrierter und fokussierter und können unsere Aufmerksamkeit gezielter auf das richten, was uns wirklich wichtig ist, und präsent sein. Das befreit nicht nur ungemein, sondern hebt auch gewaltig die Stimmung.

Zur guten Laune trägt auch bei, dass durch regelmäßige Meditation u. a. der linke Frontalcortex und die Bereiche des limbischen Systems angeregt werden, die unsere emotionale Ausgeglichenheit steuern. Emotionales Essen kann so wesentlich besser kontrolliert werden. Meditation stärkt unsere Immunabwehr, senkt den

Blutdruck und sorgt für erholsameren Schlaf – wichtige Aspekte für einen gesunden, schlanken Lebensstil. Ausreichend Schlaf ist wichtig, damit genug des appetitsteuernden Hormons Leptin gebildet wird. Sind wir unausgeschlafen, sorgt ein niedriger Leptinbestand dafür, dass wir mehr Lust auf Essen haben.

Ein besseres Körpergefühl dank Yoga

Yoga verändert und stärkt die Körperwahrnehmung. Sie entwickeln mit einer regelmäßigen Praxis ein besseres Gespür dafür, was Ihnen guttut und was nicht. Sie nehmen Ihre Sinne und Bedürfnisse bewusster wahr. Yoga stärkt die eigene Fähigkeit, mit Stress umzugehen und Abstand zu den ganz persönlichen Stressfaktoren zu entwickeln: sich die Dinge anzuschauen, wie sie sind, ohne sie zu bewerten und sofort darauf zu reagieren. Dazu gehört auch, sich die eigenen Glaubenssätze und Wertvorstellungen genauer anzusehen. Negative Emotionen, eingefahrene Denkweisen und Verhaltensmuster sind so leichter zu erkennen und aufzulösen. Auch stressbedingtes, emotionales Essverhalten kann schneller erkannt und vermieden werden. Letztlich entscheidet Ihr Kopf, und damit Sie selbst, darüber, was Sie essen. Über Ihren Geist können Sie den Körper beeinflussen – und umgekehrt. Dabei ist ein entspannter Geist ein wesentlich besserer Ratgeber als ein gestresster. Schaffen Sie sich neue, gesunde Rituale, die Ihnen Spaß machen und Sie bei Ihrem Plan, Gewicht zu verlieren, unterstützen. Eine regelmäßige Meditations- und Asanapraxis bietet dafür eine wunderbare Basis.

Die Asanas (Yogapositionen) lösen auf körperlicher Ebene Ver- und Anspannungen auf, stärken das Herz- und Kreislauf-System und wirken sich positiv auf den Stoffwechsel und das Immunsystem aus. Ihr Körpergefühl verbessert sich, Sie bauen lange schlanke Muskeln auf und Ihre Verdauung gerät seltener aus dem Gleichgewicht. Und dieses neue Körpergefühl strahlen Sie dann auch aus: Je weniger Giftstoffe der Körper zu entsorgen hat, umso klarer und leuchtender wird das Hautbild und umso fester die Körperformen. Funktioniert die Verdauung einwandfrei, bleibt auch der Bauch flach, statt sich wie ein Ballon aufzublähen. Hinzu kommt eine schön modellierte Muskulatur – unabhängig vom Gewicht.

Wir haben alle unterschiedliche Körperformen, sind anders gebaut, sind mal kleiner, mal größer, haben viele Kurven oder haben eine eher athletische Knochenstruktur – schön sind wir alle. Mit Yoga unterstützen wir unsere Einmaligkeit bestmöglich. Hat sich Ihr Körper erst mal an regelmäßige Bewegung gewöhnt, will er immer mehr davon – und Sie auch –, weil Sie merken, wie viel angenehmer und leichter das Leben sein kann. Das macht den Aufbau einer regelmäßigen, lebenslangen Yogapraxis umso einfacher. Denn das ist das Ziel: Yoga langfristig in den Alltag zu integrieren wie Zähneputzen – nicht nur für einige Monate, bis sich die ersten Erfolge auf der Waage und an einer schlankeren Silhouette zeigen, sondern ein Leben lang entspannt, gesund, aktiv und fit zu sein.

Atmen Sie den Stress weg

Ein weiterer wichtiger Aspekt beim Stressabbau ist der Atem. Unsere Atmung wirkt sich direkt auf unseren Geist und unseren Körper aus. Wir alle kennen das: Sind wir aufgeregt und nervös, atmen wir flach und schnell; sind wir entspannt, fließt auch der Atmen ruhiger – und umgekehrt: Atmen wir lang und tief, werden die Gedanken ruhiger, der Geist beruhigt sich. Nicht ohne Grund atmen wir vor herausfordernden Situationen wie Prüfungen, Vorträgen usw. fast automatisch noch einmal tief ein. Genauso seufzen wir nach überstandener Anspannung oft vor Erleichterung und lassen so über eine tiefe Ausatmung die angesammelte Anspannung ziehen. Die direkte Auswirkung des Atems auf die Psyche lässt sich wunderbar nutzen, um in stressigen, herausfordernden Phasen den Geist zur Ruhe zu bringen. Die Atemtechniken im Yoga helfen uns, mentale und emotionale Anspannungen loszulassen. Vor allem eine verlängerte Ausatmung beruhigt das Nervensystem. Eine bewusste Atmung ist aber auch für die Fettverbrennung und Entgiftung des Körpers wichtig. Mit jedem Atemzug stimulieren Sie den Vagusnerv, den längsten Nerv des Parasympathikus, der unsere Regeneration und die inneren Organe, vor allem die für die Verdauung zuständigen, steuert. Ein tiefer, regelmäßiger Atem entspannt nicht nur, er regt auch die Durchblutung der Verdauungsorgane an, hilft beim Entgiften und bringt Ihren Darm wieder in Balance: die Grundvoraussetzung für eine dauerhafte schlanke Figur.

Super-Stress-Stopper-Yoga: Mental Detox

Beim großen Reinemachen, dem Detoxen, geht es auch um das mentale Loslassen. Meditation und Pranayama sind großartige Begleiter, um seelischen Ballast loszuwerden und Kopf und Seele frei zu machen, uns von negativen Emotionen und Glaubenssätzen zu befreien und Platz für Neues zu schaffen.

Dazu gehört auch digitales Detoxen: Das ständige Erreichbarsein und die Informationsflut digitaler Medien erschöpfen uns, wir treten unentwegt aufs Gaspedal. Treten Sie auf die Bremse! Schalten Sie regelmäßig soziale Netzwerke aus, machen Sie Pausen – für ein paar Stunden, einen Tag, ein Wochenende. Gehen Sie an die frische Luft. Spazieren Sie im Park oder Wald, fahren Sie ans Meer. Versuchen Sie, wenn möglich, Zeit in der Natur zu verbringen, um sich wieder mehr mit sich selbst zu verbinden und Abstand zum stressigen Alltag zu finden. Sorgen Sie für Ausgleich. Das ist es, was wir brauchen: mehr Balance, einen Ausgleich zwischen An- und Entspannung.

Die Zuckerfalle

Wer den Tag schon mit süßen Brötchen beginnt, zwischendurch einen Schokoriegel und Fast Food isst, braucht sich über Heißhunger nicht zu wundern.

Länger satt machen hingegen ballaststoffreiche Produkte mit komplexen Kohlenhydraten, wie z. B. Vollkorngetreide, Gemüse, Hülsenfrüchte und Obst. Diese Kohlenhydrate gelangen nach und nach ins Blut und der Blutzucker wird langsam abgebaut. Die Sättigung hält länger an und Heißhunger kommt gar nicht erst auf.

Die Psyche ist schuld

Viele Menschen kompensieren Langeweile, Stress oder negative Emotionen mit Essen. Dabei schenkt das Essen uns Trost oder fungiert als Belohnung. Essen wir immer wieder bei diesem Gefühl oder in einer gleichen Situation, merkt sich das unser Körper und es entsteht eine Gewohnheit, denn durch Gewohnheiten fühlen wir uns sicher und geborgen. Um diese eher schlechte Gewohnheit zu verändern, ist es wichtig, die Ursache dafür zu erkennen. Beobachten Sie Ihr Essverhalten und notieren Sie, wann und warum Sie essen.

Verbote sind verboten

Diäten, Verzicht und Verbote haben dauerhaft keinen Erfolg. Vier Wochen lang ist es möglich, auf bestimmt Sachen zu verzichten – das ist aber keine Dauerlösung, weil der Appetit und die Lust gerade bei den verbotenen Dingen dann umso stärker werden. Geben Sie dem nach, ist die Frustration umso größer.

DIE 5 TOP-TIPPS GEGEN HEISSHUNGER

- Essen Sie regelmäßig alle 3–4 Stunden und lassen Sie keine Mahlzeit ausfallen.
- Trinken Sie erst einmal ein Glas Wasser, vielleicht ist es auch einfach nur Durst.
- Lenken Sie sich mit angenehmen Tätigkeiten oder Entspannungsübungen vom Heißhunger ab.
- Genießen Sie alles – Verbote führen nur zu Heißhunger.
- Putzen Sie Zähne – der Minzegeschmack kann den Heißhunger stoppen.

ACHTSAMKEIT
beim Yoga, beim Essen und im Leben

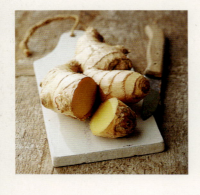

Achtsamkeit ist der Schlüssel zu mehr Zufriedenheit mit dem inneren Ich und zu mehr Selbstliebe zum eigenen Körper und Geist. Indem Sie sich mit einer achtsamen Haltung ganz gezielt auf eine bestimmte Sache ausrichten und diese bewusst wahrnehmen, können Sie Ruhe, Klarheit und Zentrierung miteinander verbinden. Störendes können Sie leichter ausblenden und aus dem negativen Gedankenkarussell einfacher aussteigen. Mit etwas Übung können Sie auch Süchte, ein ungünstiges Essverhalten, Heißhunger und schlechte Gewohnheiten reduzieren.

Achtsamkeit ist Selbstbeobachtung, die uns zurück in den Moment führt, indem wir unsere Emotionen, Empfindungen, Gedanken und den Zustand unseres Geistes wahrnehmen – jetzt, in diesem Moment. Diese Praxis der Selbstbeobachtung können Sie im Alltag beim Gemüseschnippeln oder Wäscheaufhängen genauso praktizieren wie bei einer Atemübung oder während eines Spaziergangs. Mehr Achtsamkeit in den Alltag zu bringen, schult Ihre Wahrnehmung und lenkt Ihre Aufmerksamkeit zurück in die Gegenwart.

Auch Yoga ist eine Schulung in Achtsamkeit, da Sie Ihr Bewusstsein für das eigene Körperempfinden stärken und durch die Meditation lernen, die Bewegungen Ihres Geistes besser zu erkennen und zu verstehen. Mit diesem klareren Blick auf sich, auf die eigenen Muster und Strukturen, fällt es leichter, die Dinge nüchtern als das zu betrachten, was sie sind, statt sie durch die Brille der eigenen Emotionen und Erfahrungen anzuschauen. Sie entwickeln mit der Zeit ein immer besseres Körpergefühl, können Ihre Bedürfnisse leichter erkennen und darauf Rücksicht nehmen.

Genussvoll und achtsam essen In der Werbung und im Internet, mit Bildern auf Verpackungen, durch den Duft aus der Bäckerei, an der wir vorbeigehen – überall werden wir zum Essen verführt. Und meist werden ungesunde, fettreiche und zuckerhaltige Produkte beworben. Psychologen unterscheiden zwischen Lebensmitteln, die »summen« – also solche, die der Körper braucht und wünscht –, und Lebensmitteln, die »winken« – also solche, die in der Werbung angepriesen werden. Essen wir gezielt »summende« Produkte, entwickeln wir ein wertschätzendes und bedürfnisorientiertes Essverhalten.

Wir sind viel unterwegs, essen im Stehen, im Auto oder vor dem Fernseher. Mit dieser Ablenkung konzentrieren wir uns nicht mehr auf das Essen und verlernen, auf unser natürliches Sättigungsgefühl zu hören. Durch das Snacking, das häufige Essen zwischendurch, verlernen wir auch unser Hungergefühl. Um eigene Bedürfnisse, Hunger und Sättigung wahrzunehmen, sollten wir eine positive Aufmerksamkeit uns gegenüber erlernen. Folgende Übung hilft, mit gehaltvollen Lebensmitteln besser umzugehen:

Schokoladenübung (zitiert nach Hassel)

- Vor Ihnen liegt ein Stück Ihrer Lieblingsschokolade.
- Sie sitzen bequem auf einem Stuhl und lassen die Augen auf einem Punkt am Boden ruhen. Hören Sie auf die Geräusche im Raum (bis 20 zählen). Zweimal tief durchatmen (bis 20 zählen) und die Augen schließen.
- Träumen Sie vor sich hin: Sie sind auf der Schokoladeninsel. Sehen Sie sich alles genau an. Alles ist hier aus Schokolade und Sie dürfen alles essen, aber nur ganz langsam. Nehmen Sie das Stück Schokolade in die Hand und riechen Sie daran (bis 30 zählen).
- Wie riecht sie? Lecken Sie an ihr (bis 30 zählen). Wie schmeckt sie?
- Legen Sie es jetzt unter Ihre Zunge (bis 20 zählen). Schieben Sie das Stück in die linke Wange (bis 20 zählen) und dann in die rechte (bis 20 zählen). Lassen Sie den Rest der Schokolade in Ruhe schmelzen (bis 30 zählen). Zum Schluss gehen Sie mit der Zunge dem Weg des Stückchens noch mal nach und überlegen, wo es am besten geschmeckt hat (bis 30 zählen).
- Nun sind Sie am Ende der Reise. Kommen Sie Schritt für Schritt zurück. Wachen Sie langsam auf, strecken Sie sich. Lassen Sie sich Zeit.

Nach dieser Übung stellt sich die Frage: Brauchen Sie wirklich eine ganze Tafel Schokolade, um das volle Aroma in sich aufzunehmen? Wetten, dass die Geschmackspapillen schon während der Schokoladenübung voll auf ihre Kosten gekommen sind? Und das bei nur einem Stück!

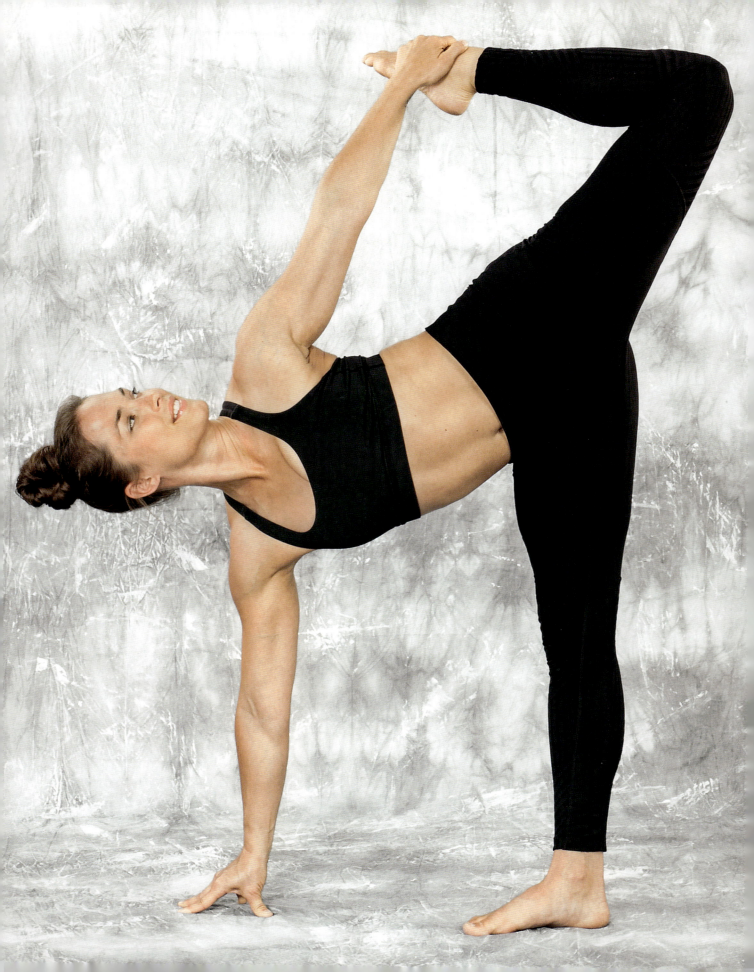

BODY SHAPING

·

MIT YOGA

GESCHMEIDIG, STARK, RELAXED

Bewusst üben, bewusst essen und rein ins pralle, aktive und fitte Leben! Mit unseren Yoga-Flows und den passenden Rezepten können Sie im Nu Kopf und Körper kräftigen und entspannen.

⌐ Die Yoga-Sets bringen Sie wieder in Schwung, schenken Ihnen Energie, festigen Ihre Silhouette und sorgen für eine großartige Haltung. Die passenden Rezepte liefern dazu reichlich Nahrung für die Muskulatur, zum Entgiften und für den Erhalt und Aufbau eines straffen Bindegewebes. Sie pushen Ihren Stoffwechsel, bringen den Kreislauf und die Verdauung in Schwung und regen die Fettverbrennung an.

Die glorreichen Vier: Stoffwechsel, Tiefenmuskulatur, Verdauung und Bindegewebe

⌐ Yoga ist ein ganzheitliches System, das Körper, Geist und Seele umfasst. Mit den Asanas, den Yogaübungen, aktivieren Sie Ihren gesamten Körper, indem Sie Ihre Muskulatur kräftigen, das Bindegewebe und den Lymphfluss stimulieren, die Verdauungsorgane und die Entgiftung unterstützen und den Kreislauf anregen. Mental stärken Meditation und Pranayama Sie darin, den Fokus zu halten, bei sich zu bleiben und stressbedingte Ernährungsmuster zu umgehen. Erste Erfolge, wie mehr Beweglichkeit, eine verbesserte Verdauung, einen klareren Kopf und deutlich mehr Energie, werden Sie bereits nach wenigen Yogaeinheiten bemerken. Bleiben Sie dran, dann gesellt sich nach einigen Wochen auch mehr Kraft dazu. Sie bauen Muskeln auf, der Körper wird straffer und fester.

Wir sind alle verschieden, haben unterschiedliche Tagesabläufe und stecken in unterschiedlichen Lebensphasen. Um Ihnen den Einstieg zu erleichtern und an Ihre momentanen Bedürfnisse anzupassen, haben wir die einzelnen Sequenzen in vier Bereiche eingeteilt, aus denen Sie sich je nach Bedarf den passenden Yoga-Flow oder einen der Kombi-Flows aussuchen können:

⌐ Wollen Sie direkt loslegen, sich intensiv bewegen und Überflüssiges loswerden, sind das Detox- (Seite 62) und das Stoffwechsel-Set (Seite 30) ideal.

⌐ Bei wenig Zeit können Sie mit unserem Yoga-Flow für 15 Min. starten (Seite 92).

⌐ Mehr Kraft, vor allem im Rumpf, bauen Sie mit unserem Yoga-Set für die Tiefenmuskulatur auf (Seite 48).

⌐ Brauchen Sie hingegen erst einmal etwas Ruhe und Erholung, eignet sich das Yin-Set (ab Seite 81) besonders gut.

BODY SHAPING MIT YOGA

Hinzu kommen besondere Atemübungen und Meditationen für die einzelnen Bereiche, die die Sets ergänzen, die aber auch für sich alleine geübt werden können.

Die leckeren Rezepte, die Sie sich nach einem einfachen Baukastensystem selbst zusammenstellen können, helfen Ihnen beim Abnehmen und versorgen Sie mit allem, was Sie für einen gesunden Geist und Körper brauchen.

Die Einteilung in diese vier Bereiche ist als Orientierungshilfe gedacht und um Schwerpunkte zu setzen. Die Yogaübungen wirken sich allesamt positiv auf den gesamten Körper aus. Sie können die einzelnen Bereiche auch kombinieren und abwechselnd die Sets aus verschiedenen Bereichen üben. Vor allem die Yin-Yogapraxis bietet einen tollen Ausgleich zu den drei anderen dynamischen Sets, da die Yinpositionen das gesamte System entspannen und die Muskulatur entlasten.

Auch bei den Rezepten dürfen Sie mixen und kreativ sein. Nur die Detox-Rezepte sollten Sie nicht länger als zwei Wochen ausschließlich zu sich nehmen, da dem Körper auf längere Sicht sonst Eiweiße fehlen, die die Muskulatur und der Stoffwechsel benötigen. Machen Sie doch am Anfang eine Detox-Phase mit den Rezepten und ergänzen Sie Ihre Ernährung nach dieser Phase um Rezepte aus den anderen Bereichen. Die Detox-Yogaübungen hingegen können Sie auch über einen längeren Zeitraum beibehalten oder im Wechsel mit den anderen Sets praktizieren.

Yoga üben

Sie sind startklar und wollen loslegen? Wir haben Ihnen einige Tipps zusammengestellt, um eine eigene, regelmäßige Yogapraxis zu etablieren. Ein Beispielplan (Seite 27) hilft Ihnen dabei, aus den Asana-Sets, Atemübungen und Meditationen das passende Yogaprogramm auszuwählen.

Ab auf die Matte: Wann und wie oft sollte ich üben?

Yoga können Sie jederzeit praktizieren. Üben Sie, wann immer Sie Lust und Zeit haben und es am besten in Ihren Tagesablauf passt. Das kann am frühen Morgen, mittags, nachmittags oder am Abend sein. Nur den aktivierenden Kreislauf-Flow (Seite 32) und den Feueratem (Seite 74) sollten Sie nicht zu spät abends üben, da diese anregend wirken. Das Yin-Yoga-Set (ab Seite 81) hingegen fährt Ihr System etwas runter – ideal also für den Abend oder wenn Sie danach nicht direkt arbeiten müssen, wie am Sonntagvormittag. Auch in der Mittagspause ist vielleicht Platz für eine kleine Meditation oder Atemübung. Wichtig ist, etwa zwei Stunden vorher nichts Schweres mehr zu essen. Allzu ausgehungert sollten Sie aber auch nicht sein: Eine Banane oder ein paar Nüsse sind beispielsweise immer eine gute Alternative, die Sie mit ausreichend Energie versorgen, ohne Ihren Körper zu belasten.

Grundsätzlich sollten Sie versuchen, eine regelmäßige Yogapraxis zu etablieren. Nehmen Sie sich lieber täglich oder alle zwei Tage 15–30 Minuten Zeit, als einmal die Woche zwei Stunden zu üben. Vielleicht beginnen Sie mit den kurzen Sets am Morgen und versuchen abends vor dem Schlafengehen zu meditieren? Oder Sie starten morgens mit einer Atemübung und einigen Runden Sonnengrüßen? Setzen Sie sich nicht unter Druck, wenn Sie Ihre selbst gesteckten Ziele mal nicht einhalten können, sondern machen Sie einfach am nächsten Tag weiter. Und: Hören Sie auf sich und Ihren Körper! Jeder Tag ist anders und somit auch Sie. Passen Sie die Übungen Ihrem Körper an und nicht umgekehrt. Sie können und sollen sich gern herausfordern, aber nicht überfordern.

Unsere Yoga-Sets dauern etwa 30 Minuten, je nachdem, wie lange Sie in den Asanas bleiben, wie viele Wiederholungen Sie machen und ob Sonnengrüße mit dazunehmen. Die Meditationen und Pranayama sind meistens mit 3 Minuten angegeben, können aber mit etwas Übung auch verlängert werden.

Was brauche ich zur Vorbereitung?

Sorgen Sie dafür, dass Sie Ruhe haben und nicht gestört werden, wenn Sie üben möchten. Legen Sie sich alles bereit, was Sie für Ihre Yogapraxis brauchen

Trinken Sie vor und vor allem nach der Yogastunde ausreichend Wasser oder Tee, um den Körper mit genügend Flüssigkeit zu versorgen. Währenddessen sollten Sie auf das Trinken eher verzichten, da Sie sonst den körperlichen Reinigungsprozess unterbrechen.

Bevor es losgeht, legen Sie Folgendes bereit:
— Matte
— Decke
— Kissen oder Bolster (dicke Yogarolle)
— Block (alternativ: ein dickes Buch)
— Gurt (alternativ: Schal oder Tuch)
— Timer für die Meditation und Savasana

Wann sollte ich nicht üben?

Praktizieren Sie nicht, wenn Sie krank sind und sich unwohlfühlen. Mit Kopfschmerzen, Bauchweh, Erkältungen usw. gehören Sie nicht auf die Matte. Nach einer längeren Pause oder einer Krankheit steigen Sie am besten sanft wieder ein. Ruhen Sie sich aus, wenn Sie erschöpft sind. Beginnen Sie mit ruhigen Übungen, wie dem Yin-Yoga-Set (ab Seite 81) oder einer Meditation. Auch an den ersten Tagen Ihrer Periode sollten Sie auf eine sanfte Praxis umsteigen und den Feueratem (Seite 74) und Sat Kriya (Seite 75) möglichst vermeiden. Meditieren Sie stattdessen oder praktizieren Sie die ausgleichende Vollatmung.

Gehen Sie bei Schmerzen bitte sofort aus der Position raus. Bei Verletzungen an der Wirbelsäule, im Nackenbereich, im Bauchraum und bei anderen körperlichen Einschränkungen sind die meisten Übungen nicht für Sie geeignet. Auch bei hohem Augeninnendruck und Bluthochdruck gelten besondere Vorsichtsmaßnahmen. Seien Sie achtsam und gehen Sie verantwortungsvoll mit sich um.

Dieses Buch ersetzt keinen Yogalehrer. Gerade Anfängern kann ein Yogalehrer wertvolle Tipps für die individuelle Umsetzung der Asanas geben.

Wie übe ich?

Führen Sie die einzelnen Bewegungen mit Bedacht aus. Versuchen Sie einerseits, den Kontakt zum Boden wahrzunehmen, gleichzeitig aber auch die Aufrichtung der Wirbelsäule zu etablieren. Der Atem führt die Bewegungen an und verbindet sie miteinander. Prinzipiell schaffen Sie mit der Einatmung Länge, richten sich auf und erden sich gleichzeitig. Mit der Ausatmung sinken Sie beispielsweise tiefer in die Vorbeuge und in eine Drehung hinein. Probieren Sie aus, wie der Atem die jeweilige Bewegung unterstützt. Beim Üben geht es darum, im Hier und Jetzt zu sein, konzentriert zu sein, ganz bewusst zu realisieren, was in welcher Übung passiert und wie der Körper sich dabei anfühlt. Spüren Sie Ihre Grenzen und respektieren Sie diese.

Nehmen Sie den Druck raus! Sie müssen nichts und niemandem etwas beweisen, nichts leisten. Sie sollen sich natürlich fordern und ins Schwitzen kommen, aber üben Sie ohne Erwartungen an sich und ohne Leistungsstress. Praktizieren Sie Ihrer momentanen Lebenssituation und Ihren individuellen Bedürfnissen entsprechend. Berücksichtigen Sie dabei die aktuelle Tagesform genauso wie Ihr Alter, die Jahreszeit, aber auch die Tageszeit, zu der Sie üben. Oft ist der Körper morgens etwas steifer als am Abend, warme Temperaturen machen den Körper oft flexibler. Sinnvoll ist eine wechselnde Kombination der Yoga-Sets inklusive Meditation und Pranayamaübungen. Jede einzelne Sequenz ist aber so aufgebaut, das alle wichtigen Aspekte des Yoga darin enthalten sind und sie für sich allein praktiziert werden kann.

Wie atme ich beim Yoga?

Geatmet wird beim Yoga immer durch die Nase. Dadurch wird einerseits die Luft besser gefiltert und andererseits ist die Atmung besser zu kontrollieren. Jeder Atemzug versorgt unser System mit Sauerstoff, wirkt entgiftend und entlastend. Vor allem durch die verlängerte Atmung wird das Kohlendioxid in der Lunge reduziert und die Abgabe von Sauerstoff an das Blut verbessert. Während der Asanapraxis verbinden Sie Ihre Bewegungen mit dem Atem, um Körper und Geist miteinander zu verknüpfen, was im Sonnengruß wunderbar zu erfahren ist. Gelingt das am Anfang nicht, atmen Sie erst einmal in Ihrem Rhythmus weiter. Sie lernen, über die Atmung immer besser den Fokus zu halten. Der Atem ist auch ein gutes Zeichen, um zu sehen, ob Sie über Ihre Grenzen gehen: Halten Sie nicht die Luft an, wenn es anstrengend wird, sondern atmen Sie weiter, lassen Sie den Atem lauter und intensiver werden. Der Atem unterstützt Sie und trägt Sie durch die Anstrengung hindurch.

Mit Pranayama, den yogischen Atemtechniken, lernen wir, unseren Atem bewusst zu steuern. Und darüber unser gesamtes System zu entspannen, zu entgiften und zu aktivieren. Atmen Sie in Ihrem eigenen Tempo, halten Sie weder die Luft an – es sei denn, es ist Teil der Atemtechnik –, noch pressen Sie den Atem raus. Versuchen Sie, den Atem sanft und gleichmäßig fließen zu lassen.

Wie und wann meditiere ich?

Meditation heißt nicht, dass der Kopf komplett still ist und das Denken ausgeschaltet wird. In der Meditation versuchen wir vielmehr, uns still unsere dauerplappernden Gedanken anzusehen, sie zu betrachten und wie Wolken weiterziehen zu lassen, statt auf sie zu reagieren. Das klappt vielleicht nicht sofort, aber mit etwas Übung gelingt es immer besser. Hilfreich können dabei die Vollatmung (Seite 43) sein, die Visualisierung von Farben oder die Konzentration auf bestimmte Körperbereiche, z. B. die Meditation auf So Ham (Seite 90) und auf das Dritte Auge (Seite 43).

Probieren Sie aus, zu welcher Tageszeit es Ihnen leichterfällt zu meditieren. Vielleicht ist der Moment gleich nach dem Aufstehen perfekt, wenn der Tag noch nicht im Aktivmodus ist, oder der Moment kurz vor dem Schlafengehen? Eventuell brauchen Sie auch erst Bewegung, müssen sich auspowern, damit Sie abschalten können? Dann meditieren Sie nach Ihrer Asanapraxis. Versuchen Sie jedoch auf lange Sicht, eine gewisse zeitliche Routine zu etablieren, so schaltet der Geist irgendwann fast von selbst zum gewohnten Zeitpunkt in den Meditationsmodus.

Endentspannung: Savasana

Am Ende einer jeder Yoga-Session steht Savasana, die Totenstellung (Seite 42), die wichtig für die Regeneration und Entspannung ist. Die ganze Energie, die Sie mit den vorausgehenden Übungen aktiviert haben, kann sich jetzt im gesamten Körper verteilen. Sie können loslassen, jegliche Schwere an den Boden abgeben. Auch nach einer Meditation oder Pranayama empfiehlt sich eine kurze Pause in Savasana. Sie sollten mindestens 5 Minuten in Rückenlage entspannen, nach einer intensiven Praxis am besten 10–15 Minuten.

Beispielpläne für die Yogapraxis

Etablieren Sie eine regelmäßige Praxis. Üben Sie alle zwei Tage Ihr ausgewähltes Set und ergänzen Sie es ein- oder zweimal die Woche um das Yin-Set.

DER MEDITATIONSSITZ

- Kommen Sie in eine einfache sitzende Haltung mit gekreuzten Beinen am Boden, evtl. setzen Sie sich auf eine Decke oder einen Yogablock, um die Knie zu entlasten und die Wirbelsäule aufzurichten.
- Die Hände liegen auf den Knien oder Oberschenkeln (wenn nicht anders angegeben).
- Stellen Sie sich vor, am Scheitelpunkt von einem unsichtbare Faden in die Länge gezogen zu werden – oder eine Krone auf dem Kopf zu balancieren.
- Bleiben Sie weich und entspannt im Schulterbereich, lassen Sie Ihre Schulterblätter Richtung Boden schmelzen.
- Schieben Sie die Sitzbeinhöcker fest in den Boden.
- Der Nacken ist lang aufgerichtet.
- Kinn sanft Richtung Brustbein ziehen, Kiefer und Stirn entspannen.

Beispielplan für die Yogapraxis

Morgens nach dem Aufstehen	5–15 Minuten Meditation
Mittags im Büro/in der Pause	Pranayama – Feueratem
Abends vor dem Abendessen	Yoga-Set 3 (Detox)

oder

Morgens nach dem Aufstehen	Yoga-Set 1 (Kreislauf)
Mittags	Gehmeditation in der Mittagspause
Abends vor dem Schlafengehen	5–15 Minuten Meditation

oder

Morgens nach dem Aufstehen	5–15 Minuten Meditation
Mittags	Pranayama
Abends vor dem Abendessen	Yoga-Set 2 (Tiefenmuskulatur)

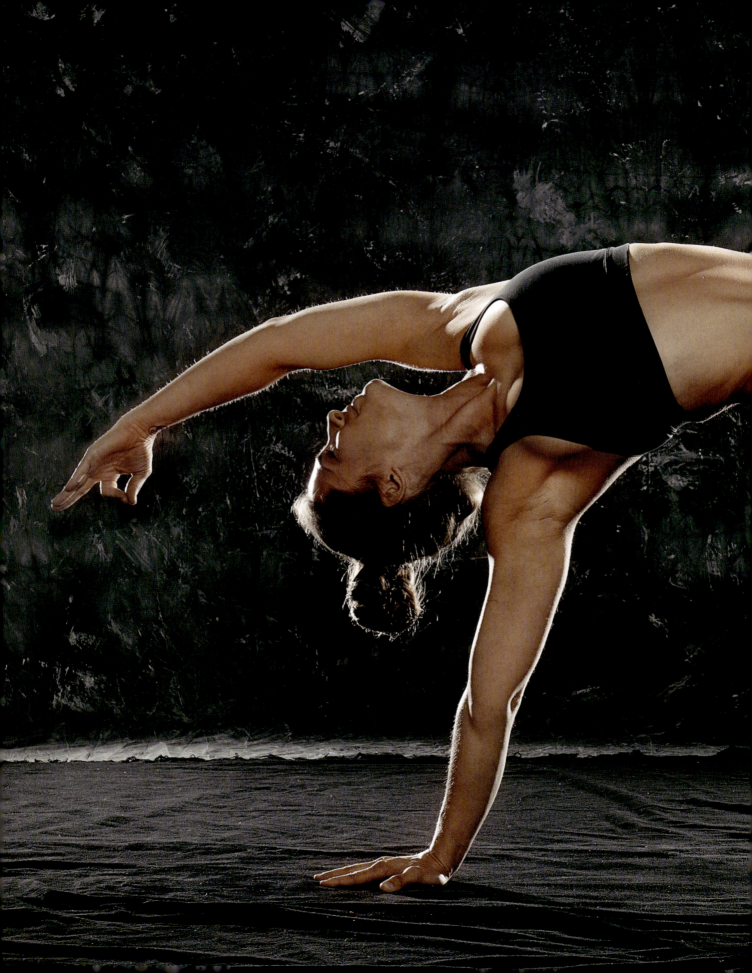

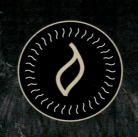

STOFF-WECHSEL

- IN SCHWUNG KOMMEN
- FETTVERBRENNUNG ANKURBELN
- ENERGIEUMSATZ ERHÖHEN

IN SCHWUNG KOMMEN – DER SONNENGRUSS

Mit diesem Set aktivieren Sie Ihren Kreislauf, Ihren Stoffwechsel und die Fettverbrennung. Deshalb eignet sich der Sonnengruß besonders für den Morgen, weil Sie dabei richtig wach werden.

Grundsätzlich bringen die Asanas den kompletten Körper wieder mehr ins Gleichgewicht, stärken, aktivieren und balancieren unser gesamtes System aus – und auch das Gewicht. Vor allem der Sonnengruß, eine Abfolge von 12 Asanas, die alle fließend ineinander übergehen, vitalisiert den gesamten Körper und bringt den Stoffwechsel und somit die Fettverbrennung auf Trab. Durch diesen dynamischen Flow kommt das Herz-Kreislauf-System ordentlich in Schwung, der Körper wird zum Schwitzen gebracht und die Entgiftung angeregt. Der Sonnengruß kräftigt und dehnt durch die Kombination der einzelnen Positionen die gesamte Körpermuskulatur: Arme, Rücken, Beine und Oberkörper werden angesprochen und in alle Richtungen bewegt. Grundvoraussetzung für einen aktiven Stoffwechsel, da Muskeln mehr Energie verbrauchen als Fettzellen.

Die stetigen Bewegungen regen die Verdauung an, reinigen die Haut und stimulieren den Atemapparat sowie das zentrale Nervensystem. Das Lymphsystem, das alles aus dem Körper transportiert, was nicht gebraucht wird, wie Giftstoffe, Bakterien, verbrauchte Zellen, wird durch die intensiven Bewegungsabfolgen ebenfalls angeregt. Zusätzlich bauen Sie eine gute Kondition auf und stärken Ihre Ausdauer.

Der Sonnengruß ist also eine großartige Abfolge, die sich hervorragend mit weiteren Asanas kombinieren lässt oder für sich allein geübt werden kann – ein super Kickstart am Morgen. Eine Abfolge, die Energie schenkt und glücklich macht: Die dynamische Bewegung und der Wechsel zwischen An- und Entspannung setzen Endorphine frei. Gleichzeitig bauen Sie durch die kräftigenden und dehnenden Asanas lange, schlanke, definierte Muskeln auf und verbessern Ihre Beweglichkeit. Und: Der Gesamtumsatz an Energie erhöht sich, was wiederum zu einem verbesserten Stoffwechsel führt. Da Sie durch die unentwegte Bewegung den Puls hoch halten, gelangen Sie automatisch in einen höheren Fettverbrennungsmodus und stärken nebenbei Ihre Kondition.

~~~

Wie übe ich den Sonnengruß?

Das verbindende Element beim Sonnengruß ist der Atem, der die einzelnen Asanas miteinander verknüpft und hilft, den Fokus zu halten. Mit jeder Runde wird der Atem tiefer, der Körper wärmer und beweglicher, Ihre Gedanken ruhiger – die perfekte Meditation in Bewegung.

Auch wenn der Sonnengruß selbst zur Aufwärmung gut geeignet ist, ist es angenehm, die Körperseiten vorweg mit einer sanften Dehnung zu mobilisieren und die Wirbelsäule etwas aufzuwecken. Üben Sie zum Aufwärmen der Körperseiten, des Schulterbereichs und der Wirbelsäule die Seitendehnung im Stand (Seite 32), das Twisten (Seite 33) und den stehenden Adler (Seite 33).

Die folgenden Positionen werden im Sonnengruß immer einen Atemzug lang gehalten bzw. ein Atemzug verbindet eine Asana mit der anderen. Nach dem herabschauenden Hund (Position 8) wiederholen sich die ersten drei Positionen, nur in umgekehrter Reihenfolge. Üben Sie nach einigen dynamischen Wiederholungen ein, zwei Runden, in denen Sie jede Position, auch die Planke, 5–8 Atemzüge halten, um extra Kraft aufzubauen. Damit Sie eine bessere Übersicht über die Abfolge der Asanas beim Sonnengruß haben, zeigen wir sie Ihnen auch noch auf einen Blick (Seite 44/45).

Wer Lust hat, die anregende Kreislaufsequenz noch etwas zu intensivieren, kann nach einigen Runden des Sonnengrußes folgende Asanas mit dazunehmen und am besten direkt nach dem herabschauenden Hund damit weitermachen. Diese drei Asanas werden Sie extra ins Schwitzen bringen: Der Krieger 1 stärkt Ihre Beine, Ihre Ausdauer und Ihre Kondition. Die Stuhlposition und der Taucher, die in einem dynamischen Wechsel geübt werden, kräftigen und dehnen Ihre Beinmuskulatur und regen Ihren Kreislauf an.

Tipp für Einsteiger Stressen Sie sich nicht, wenn Sie anfangs den Rhythmus der Atmung nicht synchron mit der Bewegung hinbekommen: Atmen Sie lieber einmal mehr in den einzelnen Positionen ein und aus.

Wie lange dauert das Yoga-Set?

Fangen Sie langsam an. Starten Sie mit 3–5 Runden des Sonnengrußes und schließen Sie das Set mit dem liegen-

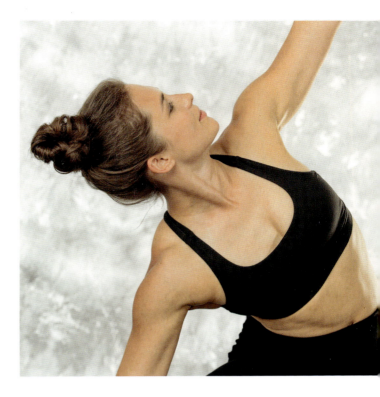

den Twist (Übung 15) und Savasana ab. Für dieses kurze, aber intensive Set benötigen Sie etwa 20–25 Minuten. Für eine Runde des Sonnengrußes brauchen Sie, sobald Sie die Bewegungsabläufe verinnerlicht haben, etwa 1 Minute – je nach Atemlänge. Für drei Runden also etwa 3–5 Minuten, für 5 Runden 5–7 Minuten und für 10 Runden etwa 8–10 Minuten. Auch wenn Sie nur wenig Zeit haben, sollten auf jeden Fall einige Runden des Sonnengrußes möglich sein.

Geübte können gern die Anzahl der Runden der Sonnengrüße auf 5–10 erhöhen. Ergänzen Sie die dynamischen Runden um einige Wiederholungen, in denen Sie die Positionen bis zu 5 Atemzüge halten – auch die Planke! Dadurch verlängert sich die Übungszeit auf etwa 30–40 Minuten, je nachdem, wie lange Sie die einzelnen Positionen halten. Nach Bedarf können Sie danach oder davor die Meditation oder Pranayama praktizieren.

STOFFWECHSEL

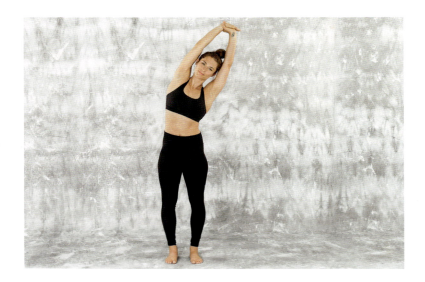

SEITENDEHNUNG IM STAND
{Urdhva Hastasana Variante}

⌞ Im Stand sind die Füße hüftweit geöffnet. Verwurzeln Sie sich über die Füße fest im Boden. ⌞ Strecken Sie die Arme lang nach oben aus und greifen Sie mit der linken Hand das rechte Handgelenk. Ziehen Sie den Oberkörper sanft zur linken Seite, die rechte Flanke wird dabei geöffnet. Das rechte Schulterblatt schmiegt sich sanft an den Rücken. Halten Sie die rechte Schulter vom Ohr entfernt. ⌞ 5–10 Atemzüge, Seite wechseln.

Variante: Den rechten Fuß etwa einen halben Meter nach links versetzt hinter den linken Fuß aufstellen. Mit rechts linkes Handgelenk greifen und nach rechts lehnen. Diese Variante dehnt zusätzlich noch die Beinrückseiten und erfordert mehr Koordination, um die Balance zu halten.

→ *stimuliert die inneren Organe, die Lymphdrüsen und das Bindegewebe, streckt die Körperseiten, macht munter*

STOFFWECHSEL

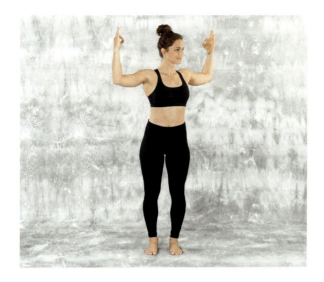 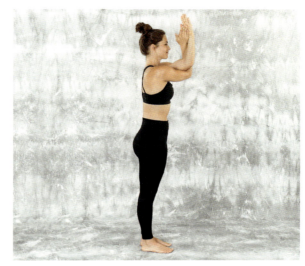

TWISTEN – DYNAMI-SCHE DREHUNG IM STAND
{Tadasana Variante}

▎ Im aufrechten, hüftbreiten Stand strecken Sie die Arme auf Schulterhöhe zur Seite aus und beugen die Ellenbogen in einen rechten Winkel, sodass die Fingerspitzen Richtung Decke und die Handflächen zueinander zeigen. ▎ Einatmend drehen Sie den Oberkörper nach links, ausatmend nach rechts. ▎ Der Kopf bleibt in Verlängerung der Wirbelsäule aufgerichtet und dreht mit. ▎ Verwurzeln Sie sich gut mit den Füßen im Boden und lassen Sie Ihre Hüfte bei der sanften Rotation stabil und mittig, um die Knie zu schützen. Die Bewegung findet vor allem in der Brustwirbelsäule statt. 5–8 Runden.

→ **mobilisiert die Wirbelsäule, weckt den Körper und vor allem den Schulterbereich auf, macht wach und schenkt Energie**

STEHENDER ADLER
{Garudasana Variante}

▎ Im hüftweiten Stand kreuzen Sie den rechten Arm unter den linken. Beugen Sie die Ellenbogen, verschränken Sie die Unterarme umeinander und legen Sie die Handflächen versetzt aneinander. ▎ Ziehen Sie die Schultern nach unten. Heben Sie die Ellenbogen vom Brustkorb weg auf Höhe der Schultern. Die Fingerspitzen zeigen nach oben. Richten Sie die Unterarme senkrecht zum Boden aus. ▎ Der obere Ellenbogen schiebt nach unten, der untere nach oben, um den Bereich zwischen den Schulterblättern zu öffnen – atmen Sie hier hinein. Nach 5–10 Atemzügen Seite wechseln.

+ **Tipp:** Können Sie die Arme nicht kreuzen, legen Sie die Unterarme aneinander: Oberarme parallel zum Boden, Unterarme senkrecht.

→ **öffnet und dehnt den Schulterbereich, wirkt belebend, aktivierend und lindert Stress**

STOFFWECHSEL

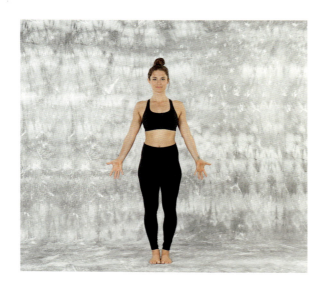 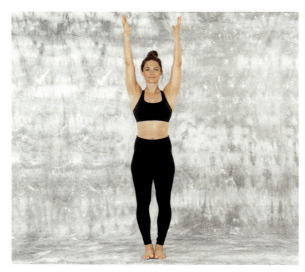

1. BERGPOSITION
{Tadasana}

— Im aufrechten Stand stellen Sie die Füße nebeneinander. — Verankern Sie die Großzeh- und Kleinzehballen sowie Innen- und Außenseite der Fersen im Boden, um das Fußgewölbe zu aktivieren. — Ziehen Sie das Kreuzbein sanft Richtung Boden, um den unteren Rücken aufzurichten. — Heben Sie das Brustbein leicht an, nehmen Sie die Schultern zurück und denken Sie die Schlüsselbeine weit. — Richten Sie die Krone des Kopfes gen Himmel aus. — Die Arme sind lang neben dem Körper, die Handflächen nach vorn gedreht, um die Schultern zu öffnen. — Atmen Sie einige Atemzüge ein und aus, um den Kontakt zum Boden und die Länge in der Wirbelsäule zu spüren.

→ *erdet, schenkt Ruhe, baut Präsenz und Stabilität auf*

2. STAND MIT NACH OBEN AUSGESTRECKTEN ARMEN
{Urdhva Hastasana}

— Einatmend führen Sie die Arme in einem großen Bogen über die Seite nach oben. — Richten Sie den Blick nach oben aus, wenn sich der Nacken dabei gut anfühlt. Ansonsten schauen Sie nach vorne. — Schulterblätter nach unten sinken lassen, evtl. die Ellenbogen leicht beugen, um die Schultern offen zu halten.

+ **Tipp für Einsteiger:** Halten Sie die Arme schulterweit geöffnet, wenn Sie merken, dass Sie sonst die Schultern hochziehen und im Nacken verspannen.

→ *streckt die Seiten, energetisiert, öffnet den Brustkorb und die Körperseiten*

STOFFWECHSEL

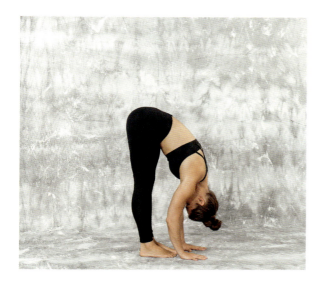 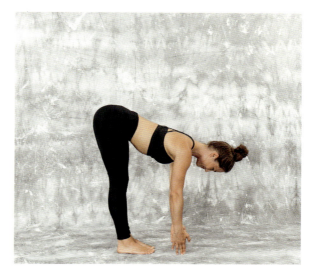

3. STEHENDE VORBEUGE
{Uttanasana}

⎯ Ausatmend beugen Sie sich aus dem Stand mit dem Oberkörper nach vorne und setzen die Hände vor den Füßen auf. Beugen Sie die Knie, wenn Ihre Finger die Erde nicht berühren. ⎯ Der Kopf zieht sanft zum Schienbein, der Nacken bleibt lang und entspannt (Schulterblätter zueinanderziehen, Schultern weg von den Ohren). ⎯ Schieben Sie Hände und Füße bewusst in den Boden und lassen Sie die Wirbelsäule lang.

✢ **Tipp für Einsteiger:** Bei Stress im unteren Rücken die Knie mehr beugen.

→ *dehnt die Beinrückseiten, aktiviert die Bauchorgane und beruhigt den Geist*

4. HALBE VORBEUGE
{Ardha Uttanasana}

⎯ Einatmend richten Sie den Oberkörper parallel zum Boden auf und setzen die Fingerspitzen auf. ⎯ Richten Sie den Blick schräg nach vorne aus. Öffnen Sie das Herzzentrum, den Brustkorb, nach vorne, längen Sie die Wirbelsäule und strecken Sie die Beine.

✢ **Tipp für Einsteiger:** Alternativ die Händflächen an die Schienbeine legen, wenn die Hände nicht am Boden ankommen oder die Knie mehr beugen.

→ *öffnet das Herzzentrum, wirkt aktivierend und dehnt die Beinrückseiten*

STOFFWECHSEL

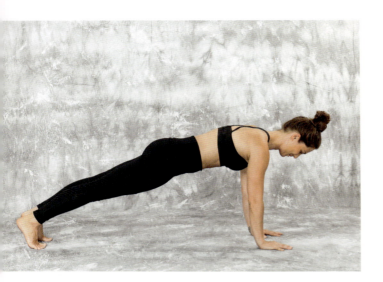 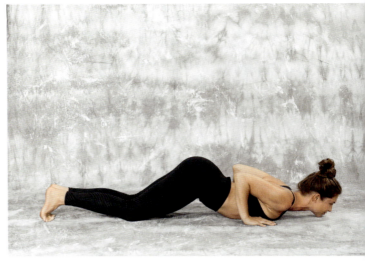

5. HOHE PLANKE
{Santolanasana}

— Mit eingehaltenem Atem mit den Füßen zurück in die hohe Planke treten. Nacken, Brustkorb, Hüfte und Beine bilden möglichst eine Linie. — Schultern über die Handgelenke schieben, Ellenbogen dicht am Oberkörper halten und sanft beugen, damit sie nicht überstrecken – nur so wird die Muskulatur in den Oberarmen aktiviert. — Oberen Rücken stabil halten, indem Sie Ihre Schlüsselbeine auseinanderdenken.

⊕ **Tipp für Einsteiger:** Können Sie die Planke nicht halten oder sinken Sie in den Schulterblättern ein, setzen Sie die Knie ab.

→ *stärkt den gesamten Rumpf und die Schultern, schult die Willenskraft und die Ausdauer*

6. KNIE-BRUST-KINN-POSITION
{Chaturanga Dandasana Variante}

— Arme dicht neben dem Oberkörper halten, Ellenbogenspitzen zeigen nach hinten. Schultern sind über den Handgelenken ausgerichtet. — Ausatmend Knie, Brustkorb und Kinn am Boden ablegen. Fußspann umklappen und in den Boden schieben.

⊕ **Tipp für Geübte:** Senken Sie den Körper in einer Linie bis zur Höhe der Ellenbogen ab (Chaturanga Dandasana). Vermeiden Sie dabei, in den Schulterblättern einzusinken.

⊕ **Tipp für Einsteiger:** Den Oberkörper komplett am Boden ablegen, dabei den Oberkörper vor den Bauch sinken lassen. Ellenbogen dabei nach hinten ziehen.

→ *baut Kraft und Präsenz auf, kräftigt Oberkörper und Schultern, stärkt das Durchhaltevermögen*

STOFFWECHSEL

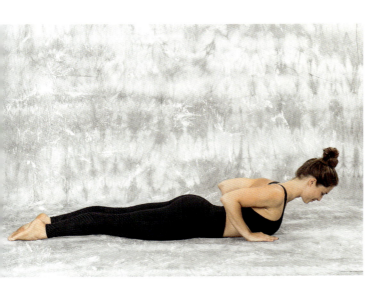 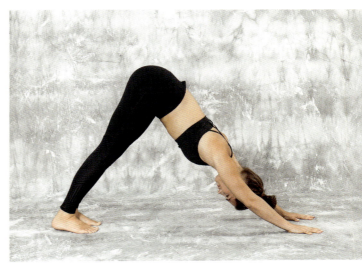

7. BABY-KOBRA
{Bhujangasana Variante}

Setzen Sie die Hände neben dem Brustkorb auf und heben Sie einatmend den Oberkörper vom Boden, das Becken bleibt am Boden. Die Kraft holen Sie aus der Rückenmuskulatur. Sinken Sie nicht in den Schultern ein. Lassen Sie die Ellenbogen gebeugt und richten Sie den Kopf in Verlängerung der Wirbelsäule sanft auf. Lösen Sie die Hände wenige Zentimeter vom Boden, um die Rückenmuskulatur stärker zu aktivieren.

Variante für Geübte: Mit der Einatmung den Oberkörper nach oben in den heraufschauenden Hund schieben. Den Fußspann in den Boden drücken, Knie und Becken anheben, Brustkorb öffnen. Arme langstrecken (Mikrobeuge im Ellenbogen), das Kreuzbein nach unten ziehen, um den unteren Rücken zu stabilisieren.

→ *stimuliert die Nieren, baut Stress ab, öffnet Herz und Schultern, schenkt Energie*

8. HERABSCHAUENDER HUND
{Adho Mukha Svanasana}

Treten Sie ausatmend mit den Füßen nach hinten, Hände weit auffächern, schulterweit aufstellen und die Arme strecken. (Ellenbogen leicht gebeugt halten, um die Oberarmmuskulatur zu aktivieren.) Die Sitzbeinhöcker hochschieben, um Länge und Weite in die Wirbelsäule, vor allem in den unteren Rücken zu bringen. Der Kopf befindet sich zwischen den Oberarmen. Schaffen Sie Platz im Schulter- und Nackenbereich: Rotieren Sie Ihre Oberarme leicht über außen nach innen und halten Sie die Schultern weg von den Ohren. Denken Sie die Schlüsselbeine auseinander, dadurch öffnet sich der Brustkorb und die Schulterblätter werden weiter. Beugen Sie die Knie leicht, um mehr Länge im Rücken zu schaffen und Druck aus dem unteren Rücken zu nehmen. Bleiben Sie ruhig einige Atemzüge im herabschauenden Hund.

→ *dehnt und kräftigt alle großen Muskelgruppen*

9. HALBE VORBEUGE
{Ardha Uttanasana}

— Aus dem herabschauenden Hund einatmend mit einem großen Schritt mit den Füßen nach vorne zu den Händen kommen. — Fingerspitzen aufsetzen und den Brustkorb parallel zum Boden heben.

10. STEHENDE VORBEUGE
{Uttanasana}

— Ausatmend den Oberkörper sinken lassen und die Beine strecken (immer eine kleine Beuge in den Knien halten, um nicht zu überstrecken).

11. STAND MIT NACH OBEN GESTRECKTEN ARMEN
{Urdhva Hastasana}

— Einatmend die Arme über die Seite nach oben führen und den Oberkörper gerade aufrichten. — Knie leicht anbeugen, die Körpermitte stabil halten.

12. BERGPOSITION
{Tadasana}

— Ausatmend die Hände zum Herzen in Anjali Mudra (Gebetsposition: Handflächen liegen aneinander, Daumen berühren das Brustbein) bringen. Arme lösen, einige Atemzüge in Tadasana bleiben oder direkt die nächste Runde anschließen.

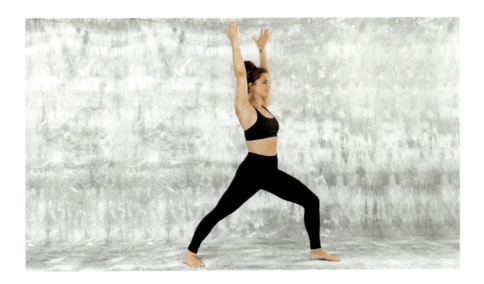

13. KRIEGER 1
{ Virabhadrasana 1 }

⌐ Setzen Sie aus dem herabschauenden Hund Ihren linken Fuß vorn zwischen den Händen auf, das vordere Knie ist gebeugt. ⌐ Drehen Sie die Ferse des hinteren, rechten Fußes etwas ein (ca. 30° Grad nach vorn ausgerichtet). ⌐ Strecken Sie die Arme lang über vorne nach oben aus und richten Sie den Oberkörper gerade nach oben auf. Arme dabei schulterweit öffnen. Schulterblätter nach unten und zueinander schmelzen lassen. ⌐ Rotieren Sie das hintere Bein leicht nach innen, um die Hüften in eine Linie zu bringen. Die linke Hüfte schiebt sanft zurück, Fußaußenkante und Großzehballen fest im Boden verankern, um das Fußgewölbe zu aktivieren. 5–8 Atemzüge halten. Ausatmend Hände zum Boden und zurück in den herabschauenden Hund kommen. Seite wechseln. Abschließend mit beiden Füßen aus dem herabschauenden Hund nach vorne zu den Händen laufen und den Oberkörper aufrichten. In der Bergposition nachspüren..

⊕ **Tipp für Anfänger:** Bringen Sie den Fuß des vorderen Beines etwas weiter nach außen, dann können Sie Ihr Becken besser ausrichten.

⊕ **Wichtig:** Bei Problemen im unteren Rücken lösen Sie die hintere Ferse vom Boden.

→ ***kräftigt die Beinmuskulatur, schafft Weite im Brustkorb, macht mutig***

STOFFWECHSEL

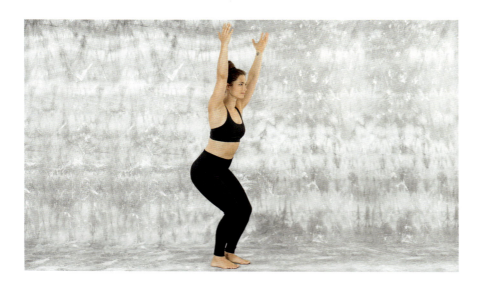

14. DYNAMISCHE STUHLPOSITION – TAUCHER
{Utkatasana Variante}

— Kommen Sie in den Stand, die Bergposition, und öffnen Sie die Füße hüftbreit. — Einatmend die Knie tief beugen und den Po nach hinten schieben (als wenn Sie sich auf einen Stuhl setzen). Knie so weit zurücknehmen, dass Sie Ihre Zehen sehen können. — Die Arme schulterweit geöffnet nach vorne ausstrecken. Die Körpermitte stabilisieren und das Kreuzbein sanft zum Boden ziehen, damit Sie im unteren Rücken nicht ins Hohlkreuz fallen. — Ausatmend die Beine strecken und den Oberkörper lang nach vorne über die Beine beugen. — Dabei die Arme über die Seiten nach hinten und oben strecken und die Finger ineinander verhaken. — Einatmend die Knie wieder beugen und zurück in den Stuhl kommen, ausatmend wieder die Beine strecken und mit dem Oberkörper zum Boden »tauchen«. — 5–8 Wiederholungen.

Tipp: Um die Adduktoren (Innenseite der Oberschenkel) zu stärken, können Sie einen Block zwischen den Oberschenkel halten.

kräftigt die Beine, stimuliert die Lymphe, öffnet Schultern und Herz, stärkt das Durchhaltevermögen

STOFFWECHSEL

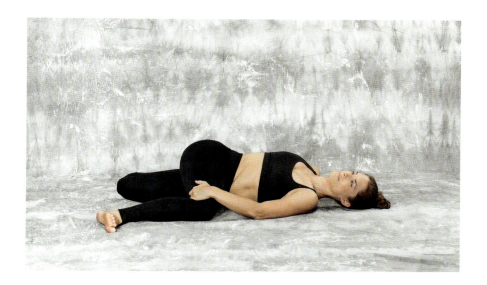

15. DIE KATZE GREIFT IHREN SCHWANZ
{Jathara Parivartanasana Variante}

Kommen Sie auf den Boden. Drehen Sie sich auf die linke Seite. Evtl. legen Sie sich eine Decke unter den Kopf, um den Nacken zu unterstützen. Beugen Sie das obere, rechte Knie und legen Sie es vor sich auf Höhe des Bauchnabels am Boden ab. Winkeln Sie das untere, linke Knie an und greifen Sie das Fußgelenk mit der rechten Hand. Versuchen Sie, die Ferse zum Gesäß zu bringen, bis eine Dehnung im vorderen, unteren Oberschenkel zu spüren ist. Kommen Sie nicht heran, nehmen Sie einen Gurt zu Hilfe. Drehen Sie sich ausatmend über die rechte Schulter zurück auf den Rücken und umfassen Sie mit dere linken Hand das rechte Bein, um die Dehnung zu intensivieren. 5–8 Atemzüge und Seite wechseln.

Tipp für Einsteiger: Bleiben Sie auf der Seite liegen, wenn die Drehung für Ihre Wirbelsäule zu intensiv ist.

Variante für Geübte: Strecken Sie das obere Bein lang aus und greifen Sie die Zehen mit der linken Hand. So dehnen Sie die Beinaußen- und Beinrückseite.

mobilisiert die Wirbelsäule, löst Verspannungen und Blockaden auf, öffnet das Herz

STOFFWECHSEL

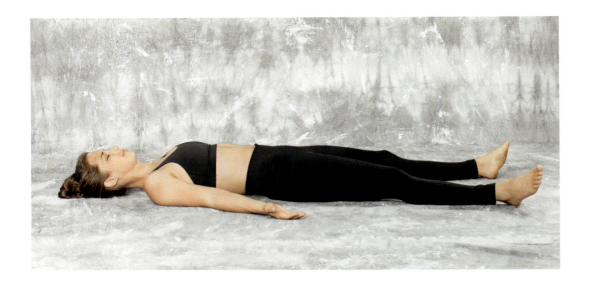

16. ENDENTSPANNUNG
{Savasana}

⌐ Ziehen Sie sich etwas über oder decken Sie sich zu, damit Ihnen nicht kalt wird. ⌐ Kommen Sie in die Rückenlage. Die Arme liegen ausgestreckt neben dem Körper. Drehen Sie die Handflächen möglichst nach oben, um die Schultern mehr zu öffnen. ⌐ Die Beine sind mindestens hüftbreit geöffnet, die Füße fallen locker nach außen. ⌐ Unterstützen Sie evtl. Ihren Kopf mit einer Decke, damit der Nacken nicht überstreckt. ⌐ Lassen Sie Ihren Atem natürlich fließen. Entspannen Sie Gesicht, Kiefer, Stirn und Schläfen. Schließen Sie die Augen. ⌐ Atmen Sie durch die Nase ein und durch den geöffneten Mund laut aus. Geben Sie das gesamte Gewicht an den Boden ab, lassen Sie alles Schwere los. 5–15 Minuten entspannen.

Tipp: Ist die Rückenlage unangenehm für den unteren Rücken, entweder die Füße aufstellen oder ein Bolster oder eine aufgerollte Decke unter die Knie legen.

Regeneration pur! Das ganze System erholt sich, wir lernen loszulassen, die Wirkungen der vorangegangenen Asanas können sich komplett entfalten. Stresshormone werden abgebaut. Tiefe Ruhe und Erholung und ein Gefühl der Ausgeglichenheit stellen sich ein.

STOFFWECHSEL

DAS DRITTE AUGE – TRATAKA MEDITATION
{Die Trataka Meditation gehört zu den Reinigungsmethoden des Hatha Yoga}

Kommen Sie in eine einfache Sitzposition mit gekreuzten Beinen, evtl. unterstützen Sie sich mit einer Decke unter den Sitzbeinknochen, um die Wirbelsäule leichter aufzurichten. Die Hände liegen auf den Knien oder Oberschenkeln, die Handflächen zeigen nach oben, Daumen- und Zeigefingerkuppen berühren sich (Chin Mudra). Der Atem fließt natürlich durch die Nase. Bauch und Gesicht sind entspannt. Schließen Sie die Augen und bringen Sie Ihre Aufmerksamkeit zum Dritten Auge, dem Punkt zwischen Ihren Augenbrauen. Hier sitzt das Ajna Chakra, das Stirn-Chakra, das für Intuition, Klarheit und Weisheit steht. Versuchen Sie, Ihre Gedanken an diesem Punkt zu bündeln. Visualisieren Sie einen violetten Kreis, in den Sie Ihre Gedanken ziehen. Fokussieren Sie sich dabei unentwegt auf die Stelle zwischen Ihren Augenbrauen. Der Atem fließt natürlich weiter. Stellen Sie sich vor, wie Ihr Kopf immer klarer wird, und lassen Sie alle störenden Gedanken los. 3–10 Minuten. Lassen Sie abschließend den Punkt größer werden und dehnen Sie Ihre Aufmerksamkeit über das Dritte Auge hinaus aus. Lenken Sie Ihr Bewusstsein wieder auf Ihren Atem und spüren Sie einige Atemzüge nach. Öffnen Sie die Augen und strecken Sie Arme und Beine aus.

Variante: Starren Sie mit geöffneten Augen auf eine Kerzenflamme, am besten so lange, bis die Augen anfangen zu tränen. Abschließend die Augen schließen und das Bild der Kerze auf den geschlossen Lidern visualisieren.

→ *für Klarheit und Intuition*

DIE DREISTUFIGE ATMUNG (VOLLATMUNG)
{Prana Booster}

Kommen Sie in Rückenlage, die Arme liegen lang neben dem Körper. Schließen Sie die Augen und lassen Sie Ihren Atem natürlich durch die Nase fließen. Legen Sie Ihre Hände auf den Bauch und atmen Sie ganz bewusst in Ihren Bauchraum ein und aus. Spüren Sie, wie sich mit jeder Einatmung die Bauchdecke hebt und mit der Ausatmung senkt. Wiederholen Sie das einige Male. Legen Sie nun die Hände auf die unteren Rippen und atmen Sie in Ihren Brustkorb hinein. Atmen Sie auch in Ihre Seiten, die Flanken. Bringen Sie die Fingerspitzen mit der Ausatmung zusammen und spüren Sie, wie sich die Finger mit der Einatmung voneinander lösen. Versuchen Sie dann, den Atem vom Bauch bis in den unteren Brustkorb und die Körperseiten hinein zu verbinden. Platzieren Sie die Hände nun auf Ihren Schlüsselbeinen und atmen Sie in die Lungenspitzen bis unter die Schlüsselbeine hinein. Dehnen Sie nach einigen Runden den Atem über Bauch und Brustkorb bis unter die Schlüsselbeine aus. Nehmen Sie wahr, wie sich der Bauch und der gesamte Brustkorb weiten und wie auch Ihr Rücken mit der Einatmung tief in den Boden sinkt. Verlängern Sie die natürlichen Pausen zwischen Ein- und Ausatmung bei Bedarf ein wenig. 3–10 Minuten. Stressen Sie sich nicht, wenn Ihr Atem nicht lang genug ist, um in alle drei Bereiche zu gelangen. Atmen Sie einfach jeweils einige Runden in die einzelnen Körperbereiche und versuchen Sie nach und nach, diese miteinander zu verbinden. Übertreiben Sie nicht, sondern dehnen Sie den Atem gemäß Ihrer Kapazität aus.

Variante: Die Vollatmung funktioniert auch hervorragend im Sitzen auf einem Stuhl, z. B. im Büro oder wenn Sie auf den Bus warten – dann am besten die Hände ruhig auf dem Oberschenkel aufliegen lassen.

DER SONNENGRUSS

Hier sehen Sie die Abfolge der Asanas auf einen Blick.

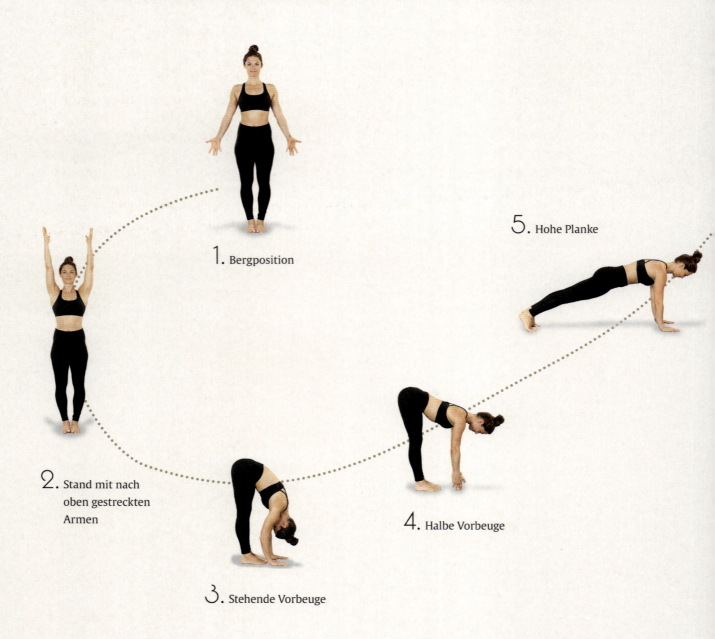

1. Bergposition
2. Stand mit nach oben gestreckten Armen
3. Stehende Vorbeuge
4. Halbe Vorbeuge
5. Hohe Planke

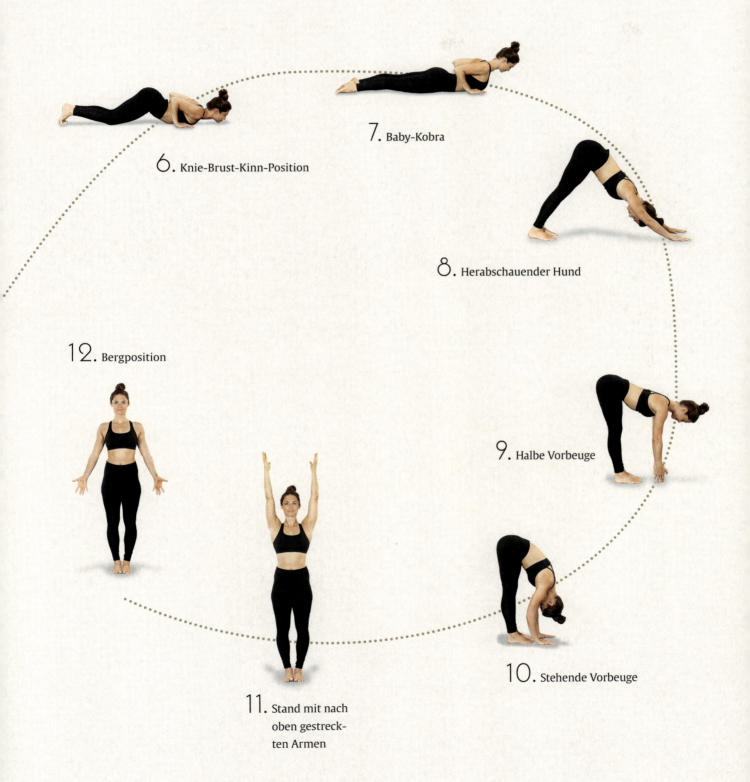

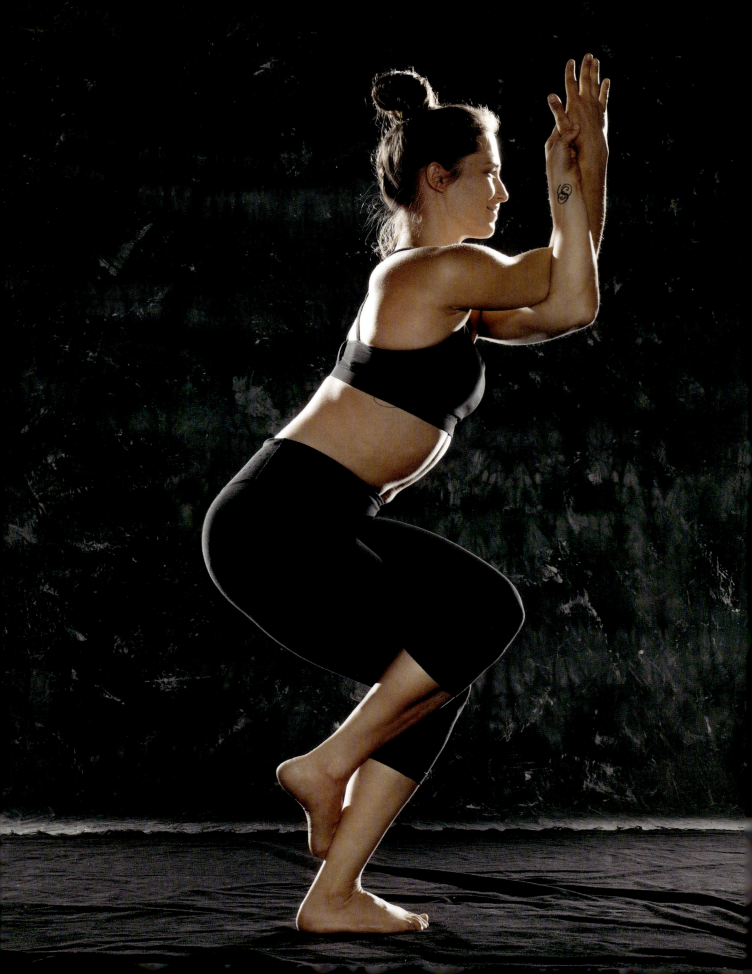

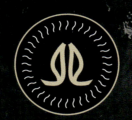

TIEFENMUSKULATUR

- KRAFT AUFBAUEN
- AUFRECHTE HALTUNG
- STABILE KÖRPERMITTE

HALTUNG EINNEHMEN

Mit diesem zweiten Übungs-Set kräftigen Sie Ihre Muskeln und bauen Kraft auf. Die Muskeln geben unserem Körper seine Kontur, die Tiefenmuskulatur sorgt für eine aufrechte Haltung.

Muskeln sind die Kraftwerke in unserem Körper. Sie verbrauchen reichlich Energie, verbrennen Fett und machen uns stark und beweglich. Je stärker der Körper, umso leichter und geschmeidiger ist die Bewegung. Muskeln stabilisieren den Körper, die Knochen, die Gelenke und aktivieren den Stoffwechsel. Gerade bei einer Gewichtsreduktion ist der Muskelaufbau extrem wichtig. Über den Zuwachs an Muskulatur erhöht sich nämlich der Grundumsatz an Energie, da Muskeln auch im Ruhemodus generell mehr Kalorien verbrauchen als Fettzellen. Über den Aufbau der inneren und äußeren Muskulatur werden die Konturen gestrafft, der Körper wird schlanker und fester – auch wenn das auf der Waage oft nicht erkennbar ist, da Muskeln schwerer sind als Fett. Muskeln sind der Grundstock unserer Kraft, Koordination und Bewegungsfähigkeit, sie sind verantwortlich für jede Bewegung unseres Körpers.

Neben der sichtbaren Oberflächenmuskulatur, die unserem Körper seine Struktur und feste Form gibt, sind es vor allem die darunterliegenden, tiefen Muskelschichten, die für unser Gleichgewicht und unsere Stabilität wichtig sind. Sie formen unseren Körper wie eine Art Korsett, schützen die Organe und sorgen für eine aufrechte Haltung. Die Tiefenmuskulatur lässt sich allerdings nicht direkt ansteuern, sie wird vor allem durch Balanceübungen und asymmetrisch ausgeführte Übungen aktiviert: immer dann, wenn der Körper gegensteuern muss, da die Wirbelsäule kippt oder sich dreht oder wenn Sie auf einem Bein stehen.

Wie wirkt Yoga auf die Muskulatur?

Mit vielen Yogaübungen bauen wir neben unserer Oberflächenmuskulatur auch die Haltemuskulatur, unsere tiefe, innere Muskulatur, auf. Vor allem die Balanceübungen stärken die tief liegenden Muskelschichten – und schulen nebenbei auch noch hervorragend unsere Koordination. Die Asanas kräftigen unseren Core, unsere Rumpfmuskulatur, was extrem wichtig für eine aufrechte Haltung und eine gute Körperspannung ist. Eine starke Tiefenmuskulatur schützt vor körperlicher Überlastung und Fehlhaltungen, die durch zu wenig Bewegung oder zu langes Sitzen verursacht werden.

TIEFENMUSKULATUR

Eine aufrechte Haltung wirkt sich positiv auf unsere Stimmung aus. Unser Brustkorb hebt sich, das »Herzzentrum« öffnet sich, wir fühlen uns leichter und offener. Gleichgewichtsübungen wie der Tänzer (Übung 8) und der Krieger 3 (Übung 7) oder auch die Varianten des Tigers (Übung 2) stabilisieren nicht nur die tief liegenden Muskeln, sondern auch die Bänder und die kleinen Stabilisierungsmuskeln in den Knien und Fußgelenken, die uns dabei helfen, das Gleichgewicht zu halten. Nebenbei schulen wir dadurch enorm die Konzentration, da wir uns automatisch einen Fokus suchen, um nicht umzukippen. Sie spüren richtig, wie Ihre Körpermitte arbeiten muss, um die Positionen auszubalancieren. Generell sind bei jeder Bewegung eines Muskels immer mehrere kleinere Muskeln oder Muskelstränge beteiligt.

Neben der Balance und Stabilität unserer Körpermitte arbeiten wir mit dem Übungs-Set intensiv an der Beweglichkeit unserer Hüften. Sie sind das Bindeglied zwischen Oberkörper und Beinen und die Basis unserer Flexibilität. Im Hüftbereich, dem Svadisthana Chakra, dem Sakralchakra, das für unser »Fühlen«, unsere Kreativität und Sexualität steht, sitzen oft viele Verspannungen – auch emotionaler Art. Mit den hüftöffnenden Asanas, die vor allem die Muskulatur rund um das Gesäß und die Beinaußenseiten ansprechen, entlasten wir auf körperlicher Seite vor allem den unteren Rücken und schaffen mehr Platz im Becken, sodass die Energie wieder ungestört fließen kann. Hinzu kommen ein größerer Bewegungsradius der Hüften.

Einer der wichtigsten Muskeln für ausreichend Beweglichkeit und Geschmeidigkeit im Becken und in den Beinen ist der »Iliopsoas«, der den unteren Brustkorb mit dem Oberschenkelknochen verbindet und u. a. für das Beugen und Nach-außen-Rotieren unserer Beine verantwortlich ist. Zusätzlich sorgt er für Stabilität und Gleichgewicht. Der Psoas, der oft bereits durch zu viel Sitzen verkürzt ist, zieht sich unter Stress zusammen – was zu Blockierungen im unteren Rücken, in den Beinen und zu einer eingeschränkten Beweglichkeit führen kann. Aber auch sehr intensives, einseitiges Training wie Laufen oder Radfahren kann den Psoas und die Gesäßmuskulatur verkürzen. Die hüftöffnenden Asanas wie der Lunges (Übung 4), die liegende Taube (Übung 11) und das Kuhgesicht (Übung 12) dehnen, öffnen und aktivieren sanft den Psoas und lösen Anspannungen im Hüftbereich, an der Außenseite der Beine, an der Gesäßmuskulatur und im unteren Rücken auf. Wichtig: Gehen Sie behutsam in die Positionen hinein und unterstützen Sie sich mit Hilfsmitteln wie Decke und Block. Gerade weil die Dehnungen oft intensiv sind, sollten Sie hier nicht übertreiben, sondern Ihrem Körper gemäß üben.

Hinzu kommen Rückbeugen wie die Heuschrecke (Übung 9) und die Kobra (Übung 10), die stresslindernd und aktivierend wirken, sanft die Bauchdecke dehnen und die die Muskulatur des Rückens stärken. Das Herzzentrum wird in den Rückbeugen intensiv geöffnet, was zu mehr Leichtigkeit führt.

Mit den Vorbeugen, wie der sitzenden Grätsche (Übung 13), dehnen wir unsere Körperrückseiten (und Innenseite der Beine) und üben sanften Druck auf die Bauchorgane aus. Wir fahren unser System langsam runter, ziehen uns nach innen zurück und bereiten uns auf die nahe Endentspannung vor. Zum Schluss der Übungsreihe entspannen wir 5–15 Minuten in Savasana (Seite 42).

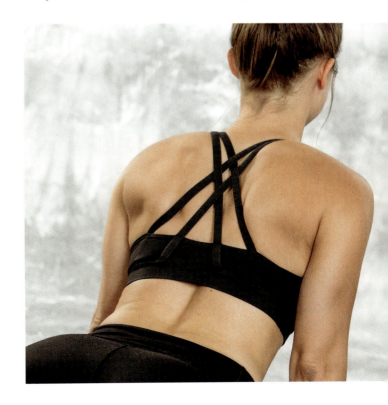

TIEFENMUSKULATUR

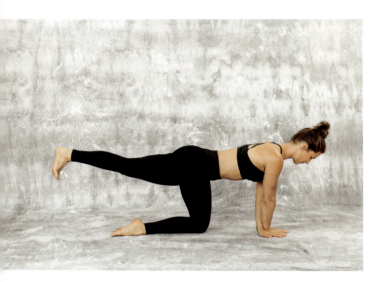 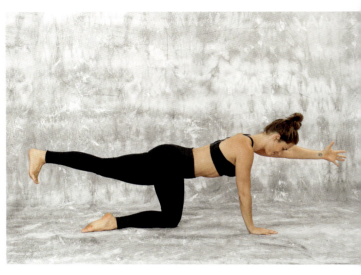

1. GEDREHTE KATZE
{Marjariasana Variante}

⌐ Kommen Sie in den Vierfüßlerstand. Hände unterhalb der Schultern aufstellen, Finger weit spreizen. ⌐ Die Fingerkuppen sowie Finger- und Handwurzeln in den Boden schieben, vor allem den Ballen unter dem Daumen, um das Handgewölbe zu aktivieren. ⌐ Knie hüftbreit aufstellen, Fußspann ablegen und aktiv in den Boden schieben. ⌐ Setzen Sie die rechte Hand gekreuzt neben die linke Hand, sodass beide Handaußenkanten sich berühren, der rechte Unterarm ist vor dem linken. ⌐ Heben Sie nun das rechte Bein und strecken Sie es lang nach hinten aus, den Fuß flexen. Versuchen Sie die Balance und das Becken in der Mitte zu halten. 5–8 Atemzüge halten, danach das rechte Bein absetzen und das linke heben. ⌐ Seite wechseln: Linke Hand neben die rechte Hand setzen (linker Unterarm ist vor dem rechten) und das rechte Bein heben.

→ **schult die Koordination, stärkt die gesamte Rumpf-Tiefenmuskulatur und macht gute Laune!**

2. KATZE-TIGER-FLOW
{Vyaghrasana Variante}

⌐ Im Vierfüßlerstand setzen Sie die Arme schulterweit nebeneinander auf. Heben Sie den linken Arm und strecken Sie ihn lang nach vorne aus, der Handrücken zeigt nach links. ⌐ Linkes Schulterblatt sanft zurückziehen und an den Rücken anschmiegen. Kopf in Verlängerung der Wirbelsäule halten und den Blick zum Boden ausrichten, sodass der Nacken lang ist. ⌐ Bauch aktivieren, den unteren Rücken längen, indem Sie das Kreuzbein zurückziehen. ⌐ Einatmend lösen Sie den rechten Fuß vom Boden und strecken das Bein lang nach hinten aus. Der Fuß ist geflext, Zehen zeigen zum Boden, das Becken ist parallel. ⌐ Bewegen Sie nun Arm und Bein mit kleinen, kurzen Bewegungen auf und ab. Der Atem fließt lang und tief, unabhängig des Rhythmus von Arm und Bein. 5–8 Atemzüge pro Seite, Seitenwechsel.

→ **stabilisiert die gesamte Körpermitte, tonisiert die Bauchmuskeln, sorgt für einen knackigen Po**

TIEFENMUSKULATUR

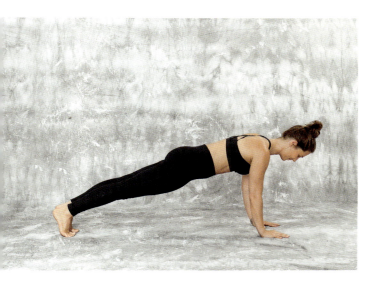

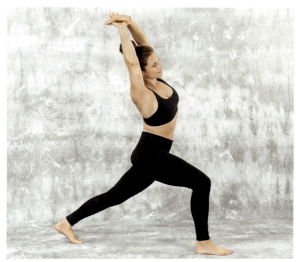

3. HERABSCHAUENDER HUND-PLANKE-FLOW
{Adho Muhka Svanasana Variante}

— Kommen Sie in den herabschauenden Hund. Schieben Sie Hände und Füße in den Boden, halten Sie Ihren Nacken frei und bleiben Sie hier ein paar Atemzüge. — Schieben Sie sich einatmend mit dem Oberkörper nach vorne in die Planke. Schultern bis über die Handgelenke bringen. Oberkörper möglichst in einer Linie halten, oberen Rücken ein wenig runden, nicht in den Schultern einsinken! Fersen schieben zurück. Ist die Planke zu intensiv, setzen Sie die Knie am Boden ab. — Ausatmend zurück in den herabschauenden Hund kommen. 3–5 Wiederholungen.

→ *kräftigt die Rumpfmuskulatur und die Schultern und erzeugt Hitze. Stärkt das Selbstvertrauen und das Durchhaltevermögen*

4. LUNGES MIT SEITBEUGE
{Anjaneyasana Variante}

— Aus dem herabschauenden Hund ausatmend mit dem rechten Fuß nach vorne zwischen die Hände treten. Das Knie über dem Fußgelenk ausrichten. Die linke Ferse ist in der Luft. — Einatmend den Oberkörper gerade aufrichten und die Arme lang nach oben ausstrecken, schulterweit geöffnet, Handflächen zeigen zueinander. — Greifen Sie mit der rechten Hand das linke Handgelenk und beugen Sie ausatmend den Oberkörper sanft nach rechts, um die linke Seite zu öffnen. — Bleiben Sie offen im Brustkorb und atmen Sie tief in die linke Flanke hinein. — Wechseln Sie nach einigen Atemzügen mit dem Oberkörper nach links – jetzt wird es etwas wackliger! 5–8 Atemzüge halten. — Seite wechseln und zurück in den Hund kommen.

+ **Tipp für Einsteiger:** Setzen Sie das linke Knie am Boden ab, gerne auch auf einer Decke.

→ *dehnt die Leisten, öffnet die Hüften und schult das Gleichgewicht*

TIEFENMUSKULATUR

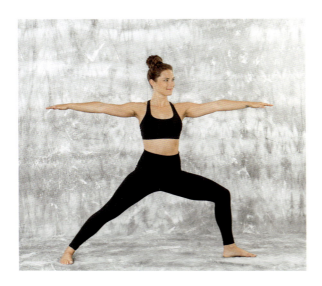

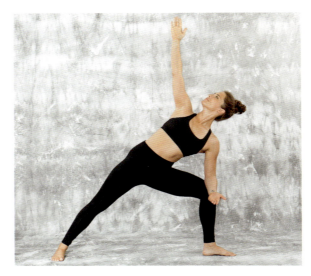

5. KRIEGER 2
{Virabhadrasana 2}

Übung 5, 6 und 7 führen Sie zuerst nacheinander mit dem linken Bein aus und üben dann alle drei Positionen mit dem rechten. Aus dem Stand heraus mit rechts einen großen Schritt zur Seite machen. Setzen sie die rechte Fußaußenkante parallel zum hinteren Mattenrand auf, der gesamte Fuß ist am Boden. Drehen Sie den linken Fuß 90 Grad nach vorne. Strecken Sie Ihre Arme auf Schulterhöhe zur Seite aus und kommen Sie in den Krieger 2. Dabei ist das Becken zur langen Seite der Matte ausgerichtet. Das hintere Bein ist gestreckt, das vordere Knie ist gebeugt und in einer Linie mit dem Fußgelenk ausgerichtet, der linke Oberschenkel ist möglichst parallel zum Boden. Achten Sie darauf, dass Ihr vorderes Knie nicht nach innen ausweicht, drehen Sie sonst Fuß und Knie leicht nach rechts außen. Der Blick geht nach vorne. Kreuzbein sanft Richtung Boden ziehen, um den unteren Rücken zu stabilisieren. 5–8 Atemzüge halten.

→ *kräftigt die Beine, macht mutig, zielgerichtet*

6. GESTRECKTER SEITWINKEL
{Utthita Parsvakonasana Variante}

Aus Krieger 2 legen Sie den linken Ellenbogen auf dem Oberschenkel ab und drehen den Oberkörper sanft nach rechts zur Seite auf. Den rechten Arm in Richtung Himmel ausstrecken. Kinn sanft zum Brustkorb halten, den Kopf zur rechten Hand mit aufdrehen. Bei einem empfindlichen Nacken Blick zum Boden. Sanfte Drehung aus dem Brustkorb heraus. Nutzen Sie dafür die Muskulatur des Rückens. 5–8 Atemzüge halten, einatmend zurück in Krieger 2 aufrichten, direkt weiter mit Übung 7.

+ **Tipp:** Für extra Rumpfpower lösen Sie den unteren Arm und strecken ihn über das Knie gerichtet in Verlängerung des Körpers aus. Nehmen Sie den oberen Arm dazu. Spüren Sie, wie die Rumpfmuskeln und Beine arbeiten?

→ *kräftigt Beine, Körpermitte und oberen Rücken, öffnet das Herzzentrum und vitalisiert*

TIEFENMUSKULATUR

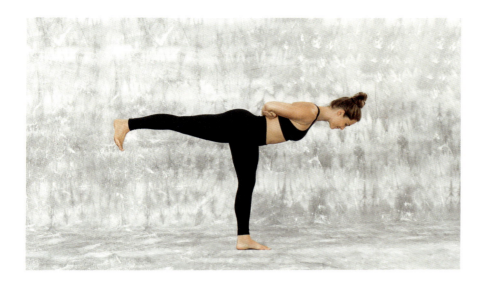

7. KRIEGER 3
{Virabhadrasana 3}

Vorbemerkung: Diese Übung machen Sie zunächst auf der einen Seite, kommen danach zurück in den herabschauenden Hund und machen sie dann noch einmal auf der anderen Seite. Drehen Sie aus dem Krieger 2 jetzt die hintere Ferse in die Luft und richten Sie das Becken und den Oberkörper nach vorne aus. Greifen Sie mit Ihren Händen hinter Ihrem Rücken den gegenüberliegenden Ellenbogen, um die Schultern sanft zu öffnen. Verlagern Sie das Gewicht auf den linken Fuß, Knie sanft gebeugt halten. Das rechte Bein anheben, Oberkörper Richtung Boden sinken lassen und in einer Linie mit dem Bein halten. Hüften möglichst parallel, die Arme ziehen weiter nach hinten, Schultern öffnen sich. Blick nach vorne zum Boden richten und den Kopf in Verlängerung der Wirbelsäule ausrichten, Nacken lang lassen. Standbein gut im Boden verankern. 5–8 Atemzüge halten. Ausatmend den rechten Fuß wieder absetzen, Hände zum Boden bringen und zurück in den herabschauenden Hund treten. Seite wechseln (5., 6., 7.) und abschließend nach vorne in den Stand zurücklaufen. Ein paar Atemzüge nachspüren.

Tipp: Ist der Krieger 3 mit den geschlossenen Armen zu viel, strecken Sie die Arme lang nach hinten aus oder bringen Sie sie zur Seite.

schult die Konzentration und Balance, festigt und stärkt den Bauch, macht mutig

TIEFENMUSKULATUR

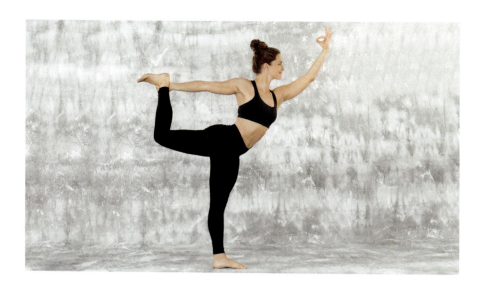

8. TÄNZER 1
{Natarajasana}

⌐ Aus dem festen Stand heraus das Gewicht auf das linke Bein verlagern, das rechte Knie beugen und die Ferse ans Gesäß bringen. ⌐ Verwurzeln Sie sich über das Standbein im Boden und aktivieren Sie ihr Fußgewölbe. ⌐ Mit der rechten Hand von innen das Fußgelenk umfassen, beide Knie auf einer Höhe halten und den linken Arm senkrecht nach oben ausstrecken. Schultern und Brustkorb öffnen, Oberkörper aufrichten, ohne im Brustkorb aufzubrechen. Untere Rippen und unteren Bauch sanft nach innen ziehen, um die Körpermitte zu stabilisieren. ⌐ Ausatmend den rechten Fuß nach hinten in die Hand schieben und Richtung Decke strecken. Dabei kippt der Oberkörper fast von selbst weiter nach vorne. Halten Sie das hintere Bein aktiv, spüren Sie die Dehnung in der Vorderseite des linken Oberschenkels. ⌐ Blick auf einen Punkt konzentrieren, um die Balance zu halten. 5–8 Atemzüge halten, dann Seite wechseln.

⊕ **Tipp:** Legen Sie einen Gurt um den Fuß, wenn Sie nicht ankommen, oder strecken Sie das Bein einfach nach hinten aus, ohne den Fuß zu greifen.

→ **dehnt die Körpervorderseite und öffnet das Herz, schult das Gleichgewicht, kräftigt Beine und Rumpf**

TIEFENMUSKULATUR

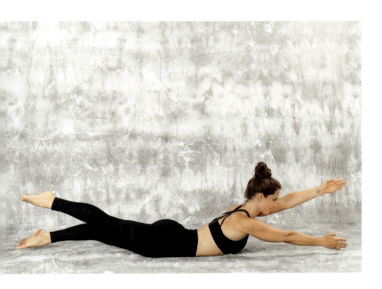
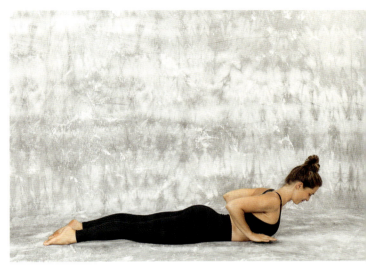

9. HEUSCHRECKE VARIANTE
{Salabhasana}

⌐ Kommen Sie auf den Boden in die Bauchlage. Arme nach vorne schieben und schulterweit öffnen. Handflächen zeigen zueinander, Handaußenkanten schieben in den Boden. ⌐ Beine lang ausstrecken, hüftbreit öffnen und am Boden ablegen. ⌐ Einatmend Arme, Kopf, Oberkörper und Beine anheben, dabei das Becken fest in die Matte drücken und die Schulterblätter zueinanderziehen. ⌐ Den unteren Rücken längen, indem Sie Ihr Kreuzbein nach hinten ziehen. Arme und Beine schnell auf und ab bewegen. Kopf und Nacken in Verlängerung der Wirbelsäule halten. 5–8 Atemzüge. ⌐ Ausatmend langsam ablegen und entspannen: Kopf auf die Stirn auf den übereinanderliegenden Händen ablegen. 3 Wiederholungen, dann in die Position des Kindes (Seite 81).

→ **vitalisiert die Wirbelsäule, stärkt die Rückenmuskulatur, extrem energetisierend**

10. KOBRA
{Bhujangasana}

⌐ Setzen Sie in Bauchlage die Hände neben dem Brustkorb auf. Schulterblätter sanft nach hinten und unten ziehen. ⌐ Halten Sie die Ellbogen dicht am Oberkörper und schieben Sie den Fußspann aktiv in den Boden, Knie lösen, das Becken schiebt in die Matte. Halten Sie den unteren Rücken lang, indem Sie den Bauchnabel einziehen. ⌐ Einatmend den Oberkörper aufrichten, evtl. lösen Sie auch die Hände vom Boden. Den Nacken lang lassen, Blick Richtung Matte. 3 Wiederholungen à 5–8 Atemzüge. ⌐ Entspannen Sie zwischen den Runden ein paar Atemzüge in Bauchlage. ⌐ Abschließend in den herabschauenden Hund zurück treten.

+ **Tipp:** Ist die Kobra für Ihren unten Rücken zu intensiv, üben Sie die Sphinx (Seite 82).

→ **weitet den Brustkorb, stimuliert die Organe, schenkt Leichtigkeit und Energie**

TIEFENMUSKULATUR

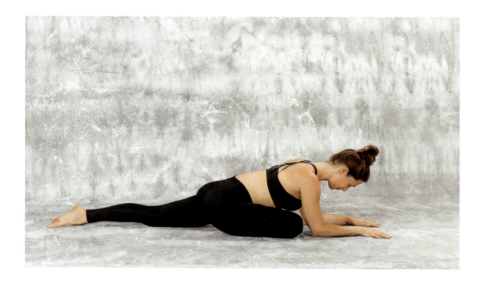

11. LIEGENDE TAUBE
{Eka Pada Rajakapotasana Variante}

— Aus dem herabschauenden Hund das rechte Knie vor dem rechten Handgelenk und den Unterschenkel parallel zur vorderen Mattenkante ablegen. Halten Sie die Hände vor sich aufgestützt und richten Sie Ihr Becken gleichmäßig nach vorne aus. Nicht nach rechts kippen, legen Sie sich sonst eine Decke oder einen Block unter die rechte Gesäßhälfte. — Das linke Bein ist lang am Boden ausgestreckt, der Fußspann abgelegt. Halten Sie die aufrechte Position für einige Atemzüge. — Kommen Sie mit einer Ausatmung auf die Unterarme oder strecken Sie sich komplett mit dem Oberkörper am Boden aus. Fingerspitzen aufstellen, Unterarme vom Boden lösen und Nacken dabei entspannt halten. 10–15 Atemzüge halten. — Mit einer Einatmung achtsam und langsam wieder aufrichten. Direkt weiter mit Übung 12.

Tipp: Falls Ihr Knie die Position nicht mitmacht, kommen Sie ins Nadelöhr (Seite 84).

→ *die liegende Taube öffnet die Hüften, die Außenseiten der Beine, löst Anspannungen und Blockaden – auch auf emotionaler Ebene*

TIEFENMUSKULATUR

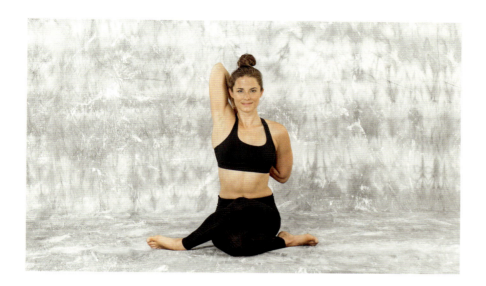

12. KUHGESICHT
{Gomukhasana Variante}

Richten Sie sich aus der Taube auf, sinken Sie auf Ihre rechte Gesäßhälfte und schwingen Sie Ihr linkes Bein nach vorne. Kreuzen Sie es über das rechte Knie, sodass beide Knie übereinandergestapelt sind und die Fersen dicht neben den Oberschenkeln liegen. Alternativ können Sie eine Decke unter der rechten Gesäßhälfte platzieren, um die Hüften auszurichten, oder auch das untere Bein lang ausstrecken. Richten Sie den rechten Arm lang nach oben aus, beugen Sie den Ellenbogen und legen Sie Ihre Handfläche zwischen den Schulterblättern ab. Greifen Sie mit links den rechten Ellenbogen. Halten Sie Ihre Wirbelsäule aufrecht. Strecken Sie den linken Arm nach links zur Seite aus, rotieren Sie ihn nach innen und legen Sie den linken Handrücken an Ihren Rücken. Versuchen Sie die Finger der linken mit denen der rechten Hand zu verschränken. 5–8 Atemzüge halten. Zurück in den Hund kommen. Seite wechseln (12. und 13. nacheinander mit links üben).

Tipp: Nutzen Sie einen Gurt oder greifen Sie Ihr T-Shirt, falls Sie die Finger nicht zusammenbekommen.

Variante: Kommen Sie ausatmend mit dem Oberkörper nach vorne.

öffnet Hüften, Schultern und Brustkorb, löst Blockaden, wirkt beruhigend und ausgleichend

TIEFENMUSKULATUR

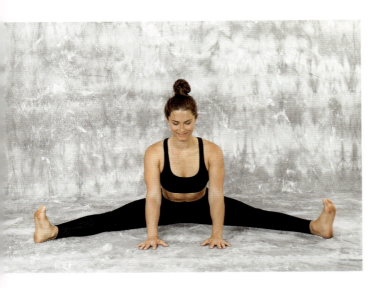
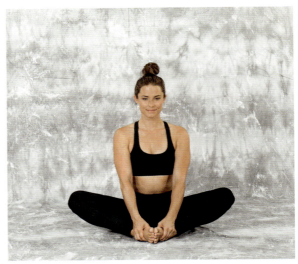

13. SITZENDE GRÄTSCHE
{Upavistha Konasana}

— Öffnen Sie aus dem Sitz die Beine zur Seite in eine weite Grätsche. Evtl. Decke unter den Po bringen, um den unteren Rücken zu stabilisieren. — Beugen Sie leicht die Knie, wenn Ihre Hamstrings, die Oberschenkelrückseitenmuskulatur, fest sind, oder legen Sie eine Decke oder einen Block unter die Knie. — Drehen Sie die Oberschenkel nach innen, um im unteren Rücken mehr Platz zu schaffen. — Flexen Sie die Füße und schieben Sie die Fersen in den Boden. — Erden Sie sich über Ihre Sitzbeinhöcker und richten Sie den Oberkörper gerade auf. — Setzen Sie die Hände mittig vor sich am Boden auf. Bleiben Sie hier, um die Dehnung der Beininnenseiten wahrzunehmen, oder bringen Sie den Oberkörper mit geradem Rücken nach vorne. — Evtl. können Sie die Unterarme am Boden ablegen. 5–15 Atemzüge halten. — Ausatmend aufrichten.

→ *dehnt Kniesehnen, öffnet Leisten und Hüften*

14. GEBUNDENE WINKEL-HALTUNG
{Baddha Konasana Variante}

— Bringen Sie im Sitz die Fußsohlen aneinander, lassen Sie die Knie nach außen zur Seite sinken. Wenn es Ihnen schwerfällt, die Wirbelsäule gerade zu halten, setzen Sie sich auf eine gefaltete Decke. — Umfassen Sie mit den Händen die Fußgelenke, die Ellenbogen ziehen zur Seite. — Beugen Sie sich mit einer Ausatmung langsam mit dem Oberkörper nach vorne. Verankern Sie die Sitzbeinhöcker im Boden. — Strecken Sie sich aus dem unteren Rücken in die Länge und halten Sie den Rücken gerade, evtl. können Sie die Unterarme auf den Beinen ablegen. Augen schließen. 5–15 Atemzüge halten. — Einatmend aufrichten.

+ **Tipp:** Legen Sie sich in der gebundenen Winkelhaltung auf den Rücken, auf einen Bolster.

→ *erdet und zentriert, dehnt die Innenseiten der Beine und aktiviert die Wirbelsäule*

DIE STUFEN-ATMUNG
{ Viloma Pranayama }

— Die Stufen-Atmung ist perfekt, um die Einatmung (oder Ausatmung) zu verlängern und zu intensivieren. Die Viloma-Atmung beruhigt die Nerven und schenkt ein unglaubliches Gefühl von Leichtigkeit und gleichzeitiger Ruhe. Viloma Pranayama stärkt das Durchhaltevermögen und die Konzentration – der Kopf wird dadurch wunderbar freigepustet. — Kommen Sie in die einfache Haltung mit gekreuzten Beinen. Die Hände liegen auf den Knien oder den Oberschenkeln in Chin Mudra (Handflächen zeigen nach unten, Zeigefingerkuppen und Daumen berühren sich, die anderen Finger sind lang gestreckt). — Schließen Sie die Augen und atmen Sie lang und tief durch die Nase. — Mit der nächsten Einatmung atmen Sie in kleinen Schritten ein, als würden Sie den Atem in kleinen Schlucken »schlürfen«: Einatmen – Pause – Einatmen – Pause – Einatmen – Pause – Einatmen – Pause – Einatmen. Nach dem fünften »Schluck« atmen Sie komplett ein und dann sanft und lang aus. — Sind die fünf Atemschritte zu herausfordernd, starten Sie mit drei oder zwei Atempausen. — Lassen Sie nach jedem Viloma-Durchgang den Atem ein paar Atemzüge lang natürlich fließen und starten Sie dann mit einer neuen Runde. — Abschließend atmen Sie ein paar Mal lang und tief ein und aus. 3–11 Minuten oder 5–10 Runden.

+ **Variante:** Probieren Sie Viloma Pranayama auch mit der Ausatmung: Dazu atmen Sie lang und tief ein, dann: Ausatmen – Pause – Ausatmen usw. Nach der fünften kurzen Ausatmung atmen Sie komplett aus und direkt im Anschluss tief ein.

→ ***Balsam für die Nerven***

GEHMEDITATION

— Die Gehmeditation ist eine großartige Übung in Achtsamkeit. Sie schult unsere Wahrnehmung und wirkt ungeheuer entlastend und beruhigend, da sie hilft, die Gedanken zu fokussieren und absolut im Moment zu sein. Am besten üben Sie die Gehmeditation draußen in der Natur. — Kommen Sie in einen hüftbreiten Stand, die Arme hängen locker neben dem Körper. Nehmen Sie mit verschlossenen Augen bewusst die Umgebung wahr, die Geräusche, die Sie umgeben. — Atmen Sie lang und tief durch die Nase. Nehmen Sie Ihren Körper wahr. Wie stehen Sie? Wie fühlen sich die Füße, die Beine im Stand an? Wie Ihr Becken, der untere Rücken? Wandern Sie in Gedanken den Körper hinauf und die Wirbelsäule entlang bis hin zu den Schultern, Ihrem Gesicht, dem Kopf. — Öffnen Sie die Augen und gehen Sie mit einer Einatmung los. Behalten Sie Ihren normalen Gang und Ihr gewohntes Tempo bei. Bringen Sie Ihren Fokus auf Ihre Bewegungen. — Richten Sie Ihre Aufmerksamkeit nun auf die Bewegung der Beine. Was verändert sich, wenn Sie einen Schritt nach vorne machen? Wie groß sind die Schritte? Wohin führt die Bewegung der Beine? Fühlen sich die Körperseiten unterschiedlich an? — Wandern Sie mit Ihrer Aufmerksamkeit von den Beinen weiter zum Becken, zur Hüfte. Wie fühlt sich dieser Bereich in der Bewegung an? — Wie bewegt sich die Wirbelsäule, Ihr Rücken, wenn Sie gehen? Spüren Sie die Schritte auch hier? — Beobachten Sie die Bewegungen Ihrer Arme. Schwingen sie weit aus? Halten Sie sie dicht am Körper? Ist ein Arm schwerer als der andere? — Scannen Sie so, während sie gehen, Ihren gesamten Körper und Kopf ab. — Zum Schluss kommen Sie zurück in den Stand und spüren nach. Hat sich etwas verändert?

→ ***schult die Achtsamkeit***

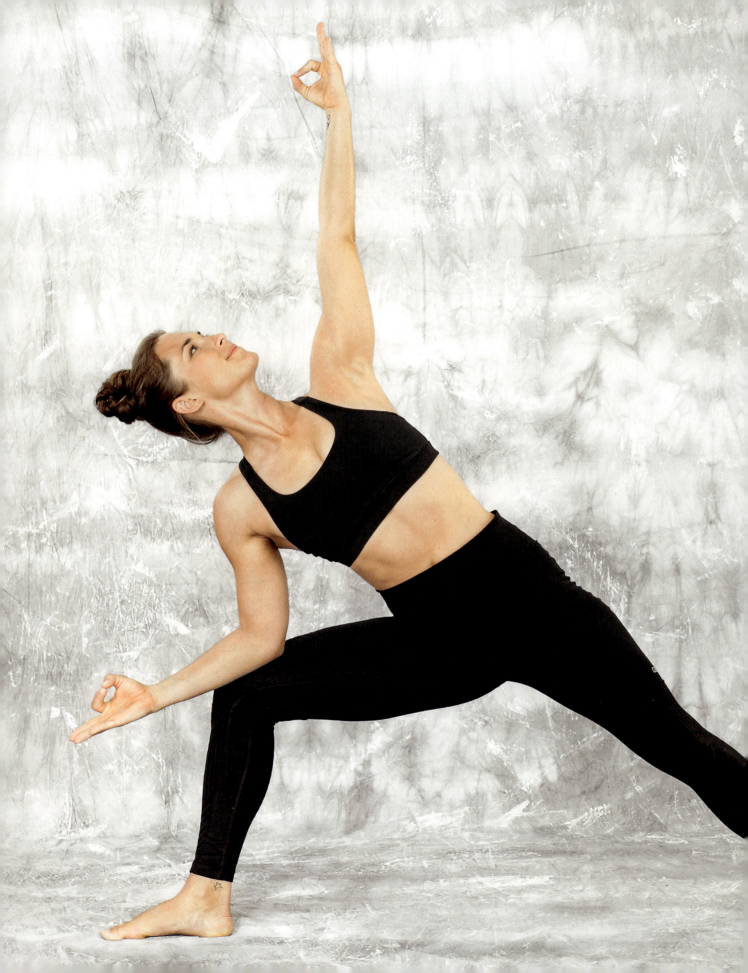

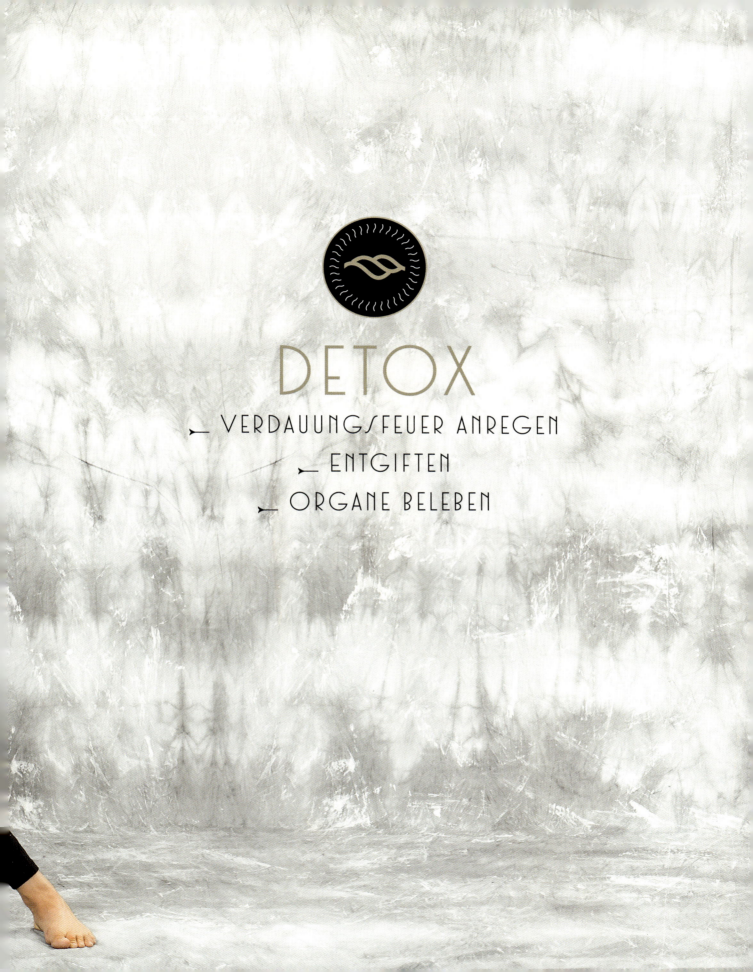

DETOX: ENTGIFTEN UND LOSLASSEN

Entgiften, loslassen und die Verdauung in Balance bringen – das sind die Ziele unserer dritten Übungsreihe. Wichtig ist, dass unser Verdauungsfeuer lodert und die Nährstoffe gut aufnimmt.

Detoxen: Das heißt Großreinemachen auf allen Ebenen, Platz für Neues zu schaffen und mehr Leichtigkeit zu etablieren. Generell wirken sich alle Asanas positiv auf die Verdauung aus: Das Verdauungsfeuer, Agni, wird durch die Bewegung angekurbelt, Stoffwechsel und Kreislauf werden aktiviert, Blähbauch, Verstopfungen und Co. verschwinden. Nährstoffe können vollständig aufgenommen und verstoffwechselt werden, indem über die Asanas vor allem die für die Entgiftung zuständigen Organe wie Nieren, Darm, Leber und Milz angeregt und massiert werden. Vor allem die Verbindung mit einem regelmäßigen Atem sorgt für eine gesunde Aktivität der Organe wie Leber, Milz und Darm, da diese so gleichmäßig durchblutet werden. In der Regel kommen unsere Entgiftungsorgane ihrer Aufgabe bestens allein nach, doch gerade in stressigen, hektischen Lebenssituationen oder auch nach zu viel Essen, Alkohol usw. streikt oft mal die Verdauung. Unser Darm wird träge, wir werden antriebslos und schwerer, unser Stoffwechsel kommt nicht in Gang. Giftstoffe, die wir über unsere Ernährung und über die Umwelt täglich aufnehmen, werden schlechter ausgeschieden und belasten das gesamte System.

Jetzt wirken einige Detoxtage wahre Wunder: Versuchen Sie, eine Woche oder länger auf Kaffee, schwarzen Tee, Zucker, Alkohol, Süßes und Fertigprodukte zu verzichten und stattdessen auf leichte, entgiftende Lebensmittel zu setzen. Bleiben Sie dran, auch wenn Sie sich evtl. in den ersten Tagen etwas schlapp fühlen, vor allem, wenn Sie komplett auf Kaffee und Zucker verzichten.

***

Wie reinigt Yoga unseren Körper?
Die Reinigung des Körpers, vor allem des Verdauungstraktes, ist in der Yogatradition fest verankert. Verschiedene Reinigungstechniken bereiten Körper und Geist auf Pranayama, Asanas und die Praxis der Meditation vor. In der Hatha Yoga Pradipika (S. Swarmarama, Hamburg 2009, S. 50 ff.), die neben Patanjalis Sutren zu den wichtigsten Quellen des Yoga zählt, werden sechs Reinigungstechniken, »Shatkriyas«, oder »Shatkarmas« (Sanskrit: shat = sechs, Kriya/Karma = Handlung) genannt, die das Nervensystem, Magen und Darm, Lunge und Nasenschleimhäute reinigen. Auf spiritueller Ebene werden damit auch

DETOX

die feinstofflichen Energiekanäle des Körpers sowie die Chakras (Energiezentren) gereinigt, damit Prana (die Lebensenergie) ungestört fließen kann.

Neben den Asanas gibt es viele yogische Reinigungstechniken, die Sie beim Entgiften auf mehreren Ebenen unterstützen: So regt der Feueratem (Seite 74) durch das schnelle, regelmäßige Nabelpumpen nicht nur die Verdauung an und wirkt aktivierend auf das ganze System, sondern tonisiert auch die Bauchmuskulatur, die dadurch kräftiger wird. Auch eine verlängerte Ausatmung wirkt entgiftend, da wir dadurch lernen, geistige und körperliche Anspannungen loszulassen.

Eine der Reinigungstechniken, die leicht in den Alltag zu integrieren ist, ist das Ölziehen, das Sie gleich am Morgen, bevor Sie irgendetwas essen oder trinken, praktizieren: Nehmen Sie einen Esslöffel Sesam- oder Kokosöl in den Mund, bewegen Sie ihn kräftig hin und her und ziehen Sie ihn durch die Zähne, etwa 15–20 Minuten lang. Wichtig: das Öl auf keinen Fall schlucken! Abschließend spucken Sie das Öl in ein Tuch, entsorgen es im Müll und spülen den Mund mit Wasser aus. Das Öl bindet Giftstoffe im Mund- und Rachenraum. Über die Reflexzonen in der Zunge sollen die Verdauungsorgane angeregt werden.

Die Verbindung der Asanas mit einem regelmäßigen Atem sorgt für eine gesunde Aktivität der Organe wie Leber, Milz und Darm, da diese dadurch gleichmäßig durchblutet werden. Vor allem mit dem sitzenden und stehenden Twists (Übungen 6, 10, 14) und dem gedrehten Dreieck (Übung 8) üben wir Druck auf die Bauchorgane aus, massieren sie, wringen sie ordentlich aus und unterstützen so den Körper bei seiner Entgiftung. Auch das endokrine Drüsensystem, das Hormonsystem, das u. a. für unsere Stimmungslage verantwortlich ist, sowie das Lymphsystem, das Giftstoffe und Stoffwechselabfälle aus unserem Körper transportiert, werden darüber stimuliert.

Mit den intensiven Bauchübungen (Übungen 2, 4 ,5, 9) stärken wir die Körpermitte und erzeugen Hitze in der Bauchregion. Wir entfachen unser Verdauungsfeuer, unser Agni, das wichtig für unsere Energie und Power ist. Nebenbei bringen die Übungen die Taille in Form und festigen den Bauch. Hier in der Bauchregion liegt das Manipura Chakra, das unseren Willen, unsere Ausdauer und unser Durchhaltevermögen symbolisiert: Lodert hier das

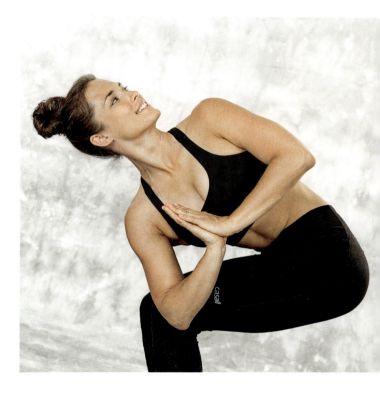

Feuer nicht, ist es schwierig, Dinge durchzuhalten und bei der Sache zu bleiben. Auch die Nährwerte aus der Nahrung können über eine gute Verdauung besser genutzt werden. In der Folge sind Sie aktiver, haben mehr Energie und Lebensfreude.

Mit Rückbeugen wie der Froschvariante und der Schulterbrücke (Übungen 11, 12) öffnen wir die Vorderseite des Körpers, stärken den Schulterbereich und die Rückenmuskulatur, die wichtig für eine stabile und schlanke Körpermitte sind. Wir öffnen den Herzraum und bauen Stress ab, indem wir die Nierenregion anregen. Mit der Umkehrposition, dem unterstützten Schulterstand (Übung 13), drehen wir die Welt einmal um – das entlastet die Organe, das Herz und die Beine und macht den Kopf frei. Die Brust-Bein-Dehnung (Übung 7) beruhigt den Geist, wirkt erholsam und entspannend, massiert die Organe und dehnt die Beinrückseiten.

Auf mentaler Ebene unterstützt uns die Meditation dabei, das, was wir tagtäglich an Informationen und Erlebnissen aufnehmen, auch zu verdauen und Belastendes loszulassen.

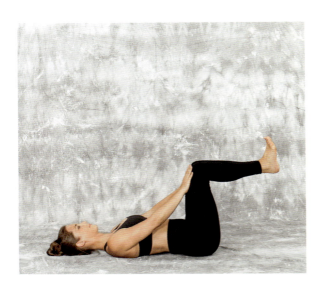 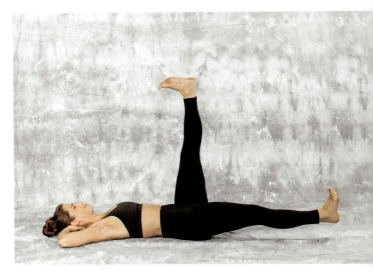

1. KNIE-ZUR-BRUST-FLOW
{Apanasana Variante}

Kommen Sie in die Rückenlage. Beugen Sie die Knie und ziehen Sie sie dicht zum Brustkorb heran. Kopf und Schultern bleiben am Boden, die Hände umfassen die Schienbeine. Der untere Rücken bleibt neutral (natürliche Wölbung der Wirbelsäule beibehalten, kein Hohlkreuz). Schieben Sie nun die Knie so weit vor, bis sie sich über den Hüften befinden, die Unterschenkel sind parallel zum Boden ausgestreckt, die Füße geflext. Legen Sie die Handflächen auf die Knie. Mit einer Ausatmung drücken gleichzeitig die Hände und Knie gegeneinander, um die untere Bauchmuskulatur anzuregen. Einige Atemzüge halten, wiederholen.

Variante: Schieben Sie abwechselnd nur rechtes Knie und rechte Hand gegeneinander, Seite wechseln.

tut gut bei aufgeblähtem Bauch und Verstopfungen

2. GESTRECKTE BEINSCHERE
{Uttanpadasana}

Bleiben Sie in Rückenlage und strecken Sie die Beine lang am Boden aus. Halten Sie die Wirbelsäule neutral. Verschränken Sie die Arme hinter dem Kopf, die Ellenbogen zeigen zur Seite. Um Ihren unteren Rücken zu stabilisieren, können Sie auch die Hände flach unter den Po legen (Handflächen zum Boden). Strecken Sie die Beine lang nach oben zur Decke, möglichst in einem 90°-Winkel. Senken Sie ausatmend das rechte Bein bis kurz vor den Boden ab und bringen Sie es einatmend zurück nach oben. Ausatmend das linke Bein absenken … Schultern und Kopf halten Sie entspannt am Boden. Bewegen Sie die Beine abwechselnd im Fluss mit der Atmung auf und ab. 10 Runden. Kommen Sie über die Seite in den Vierfüßlerstand.

kräftigt Bauchmuskulatur und Beine, erzeugt Hitze, aktiviert die Verdauung

DETOX

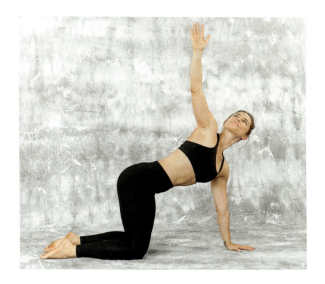 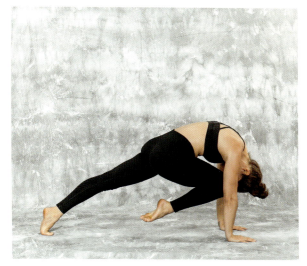

3. GEÖFFNETER VIER-FÜSSLERSTAND MIT DREHUNG
{Marjariasana Variante}

▸ Kommen Sie in den Vierfüßlerstand: Hände schulterweit aufstellen, die Finger weit auffächern und die Knie hüftweit aufsetzen. Der Kopf bleibt in Verlängerung der Wirbelsäule ausgerichtet. Schulterblätter sanft zurückziehen, Bauchnabel Richtung Wirbelsäule ziehen, um den unteren Rücken zu stabilisieren. ▸ Einatmend lösen Sie die rechte Hand vom Boden und drehen den Oberkörper zur rechten Seite auf. ▸ Ausatmend fädeln Sie den rechten Arm dicht am Boden unter dem linken hindurch nach links und drehen den Kopf mit zur Seite. ▸ Einatmend wieder nach rechts öffnen. 2–5 Runden, dann Seite wechseln.

→ ***öffnet den Brustkorb, mobilisiert die Organe, kräftigt die obere Rückenmuskulatur***

4. DREIBEINIGER HUND – PLANKE (VARIANTE 1)
{Eka Pada Chaturanga}

▸ Kommen Sie in den herabschauenden Hund (Seite 37). Strecken Sie das rechte Bein einatmend lang nach hinten aus. Ausatmend das gebeugte rechte Knie zum rechten Ellenbogen nach vorne ziehen. Nehmen Sie dabei den Oberkörper mit nach vorne, sodass sich die Schultern über die Handgelenke schieben. Nicht in den Schulterblättern einsinken. Ziehen Sie Ihr Brustbein nach innen. Einatmend das rechte Bein nach hinten strecken, ausatmend das Knie diagonal zum linken Ellenbogen ziehen. Einatmend zurück nach hinten, ausatmend das Knie mittig zur Stirn holen. 3–5 Wiederholungen, Seite wechseln.

+ **Tipp:** Setzen Sie das hintere Knie ab, wenn die Position zu herausfordernd ist.

→ ***kräftigt den Core, erzeugt Hitze und Ausdauer***

DETOX

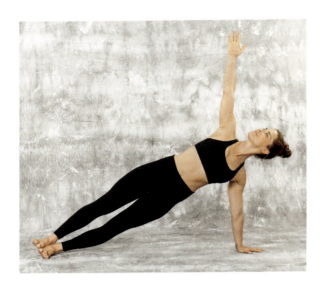 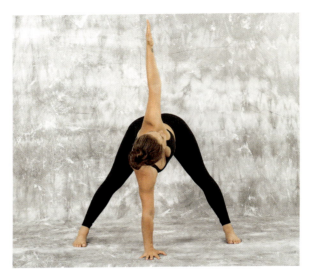

5. SEITSTÜTZ
{Vasisthasana}

⌐ Gehen Sie in den herabschauenden Hund (Seite 37). ⌐ Bringen Sie die linke Hand etwas mehr in die Mitte und schieben Sie sich nach vorne in die Planke. ⌐ Ausatmend verlagern Sie Ihr Gewicht auf die linke Hand und drehen den Oberkörper zur rechten Seite auf. Der rechte Arm streckt sich in Verlängerung des linken zur Decke. ⌐ Beine und Füße stapeln Sie übereinander, die linke Fußaußenkante schiebt in den Boden. ⌐ Heben Sie sich aus der Körpermitte heraus nach oben. Taille und Hüfte sowie die Muskulatur der Beine aktivieren, um nicht in den Knöcheln einzuknicken. ⌐ 3–8 Atemzüge halten, zurück in die Planke. Seite wechseln.

Tipp: Ist die Position anfangs zu herausfordernd, stellen Sie den oberen, linken Fuß mittig vor sich am Boden auf.

→ **definiert die Taille, kräftigt die Schultern, bringt die gesamte Körpermitte in Form**

6. GEDREHTE WEITE GRÄTSCHE
{Parivritta Prasarita Padottanasana}

⌐ Aus dem Stand treten Sie in eine weite Grätsche. ⌐ Richten Sie die Füße nach vorne aus. Stellen Sie die Fußaußenkanten parallel zur Mattenkante auf. Bringen Sie Ihre Hände an die Taille. ⌐ Beugen Sie ausatmend Ihren Oberkörper nach vorn und halten Sie ihn parallel zum Boden ausgerichtet. ⌐ Einatmend stellen Sie Ihre rechte Hand mittig vor sich auf den Boden auf. Schaffen Sie Länge in der Wirbelsäule, indem Sie die Krone Ihres Kopfes nach vorne schieben. Der Po ist in einer Linie mit den Fersen. ⌐ Ausatmend drehen Sie den Oberkörper zur linken Seite auf und richten die linke Hand nach oben aus. Der Blick folgt zur Decke. Bei Nackenproblemen drehen Sie den Kopf nicht mit. ⌐ 5–8 Atemzüge halten und Seite wechseln.

→ **regt die Verdauung an, kräftigt die Beine**

DETOX

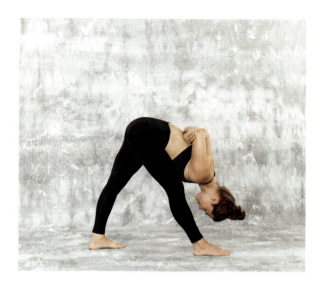 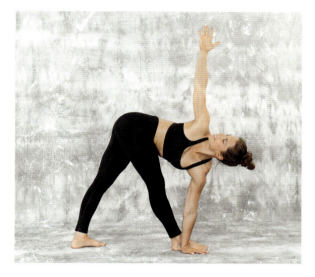

7. BRUST-BEIN-DEHNUNG
{Parsvottanasana}

▱ Kommen Sie aus der Grätsche in den Stand. ▱ Bringen Sie die Arme hinter Ihrem Rücken zusammen und umfassen Sie mit den Händen den gegenüberliegenden Ellenbogen. ▱ Treten Sie mit dem linken Fuß einen Schritt zurück. Beide Beine sind gestreckt, der hintere Fuß ist leicht eingedreht (60–70°, der vordere zeigt 90° nach vorne). Die linke Hüfte schiebt vor, die rechte leicht zurück. ▱ Bringen Sie ausatmend den Oberkörper aus dem Becken nach vorn und senken Sie sich über das vordere lang gestreckte rechte Bein. Machen Sie den Nacken lang. ▱ 5–8 Atemzüge halten. Mit einer Einatmung wieder aufrichten. Direkt weiter mit Übung 8.

⊕ **Tipp:** Geübte können Ihre Hände in der Namasté-Position zusammenbringen (Handinnenflächen in Gebetshaltung aneinanderlegen).

→ *beruhigt die Sinne, dehnt und kräftigt die Beine, massiert die Organe, macht gelassen*

8. GEDREHTES DREIECK
{Utthita Parivritta Trikonasana}

▱ Ausgangsposition wie in Übung 7, Hände an die Hüften. Kommen Sie ausatmend mit dem Oberkörper parallel nach vorne, der Kopf ist in Verlängerung der Wirbelsäule. ▱ Einatmend längen Sie den Oberkörper über die Krone des Kopfes nach vorne. ▱ Ausatmend setzen Sie die linke Hand an der Außenseite des rechten Fußes ab und drehen den Oberkörper aus dem Brustkorb heraus zur rechten Seite auf. Die Füße sind fest im Boden verankert, die Beine gestreckt. ▱ Wenn Sie stabil stehen, lösen Sie die rechte Hand von der Hüfte und strecken sie nach oben aus, der Blick folgt. Ist der Nacken empfindlich, richten Sie den Blick zum Boden. ▱ Richten Sie sich ausatmend wieder auf. ▱ Kommen Sie abschließend in den Stand zurück.

⊕ **Tipp:** Sie können die linke Hand auch auf einem Block aufstellen.

→ *intensive Massage der Bauchorgane*

DETOX

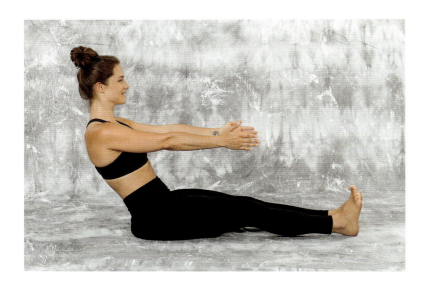

9. DYNAMISCHER STABSITZ
{Dandasana Variante}

⌐ Kommen Sie zum Sitzen und strecken Sie die Beine lang nach vorn aus. Flexen Sie die Füße: Zehen zum Körper ziehen, Fersen in die Matte schieben. ⌐ Richten Sie den Oberkörper gerade auf. Wenn Ihnen das Aufrechtsitzen schwerfällt, schieben Sie eine Decke unter den Po oder beugen Sie die Knie. ⌐ Strecken Sie die Arme schulterweit lang nach vorn aus, die Handflächen zeigen zueinander. Rollen Sie die Finger zu Fäusten ein und strecken Sie die Daumen hoch zur Decke. ⌐ Einatmend schieben Sie den Oberkörper gerade aus den Hüften nach vorn.
⌐ Ausatmend bringen Sie den Oberkörper sanft nach hinten, ohne dass sich die Füße heben, und Sie spüren, dass die Bauchmuskeln anfangen zu arbeiten. Lassen Sie die Schultern unten und entspannt.
⌐ Einatmend kommen Sie nach vorn, ausatmend zurück. 10–15 Runden.

Tipp: Werden Ihre Arme schwer, kreuzen Sie diese vor der Brust.

→ **dehnt die Beinrückseite, löst Anspannung, stärkt Bauch und unteren Rücken**

DETOX

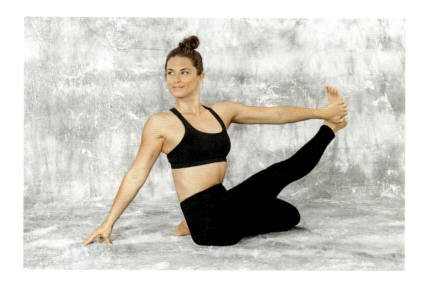

10. GEDREHTER HELDENSITZ
{Ardha Matsyendrasana Variante}

— Strecken Sie die Beine im Sitzen lang aus. Beugen Sie das linke Knie und legen Sie den Fuß neben den linken Oberschenkel am Boden ab. Der Fußspann ist abgelegt, die Zehen zeigen nach hinten (halber Heldensitz). — Stellen Sie den rechten Fuß auf. Setzen Sie die rechte Hand dicht hinter dem Po auf (der Oberkörper ist nach vorne ausgerichtet). Greifen Sie mit der linken Hand die rechte Fußaußenkante. — Einatmend richten Sie Ihre Wirbelsäule lang auf. — Ausatmend drehen Sie sich zur rechten Seite, heben das rechte Bein und strecken es lang aus. Halten Sie Ihren Oberkörper aufrecht. 3–5 Atemzüge halten.

Tipp: Machen Ihre Knie beim halben Heldensitz nicht mit, bringen Sie stattdessen den Fuß an die Innenseite des Oberschenkels.

→ ***wirkt entgiftend, löst Verspannungen in der Wirbelsäule, vitalisiert und aktiviert***

DETOX

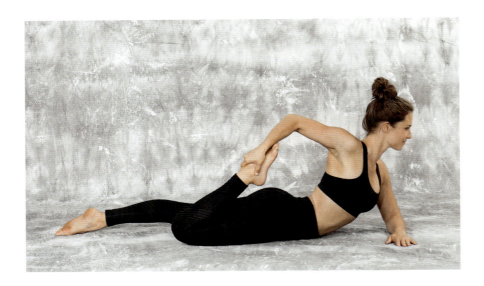

11. HALBER AUF DEM BAUCH LIEGENDER FROSCH
{Eka Pada Bhekasana Variante}

— Legen Sie sich auf den Bauch und stützen Sie sich auf Ihren Unterarmen auf. — Drehen Sie den linken Unterarm parallel zu Ihrem Körper ein. Die Ellenbogen sind etwas vor der Schulter. — Beugen Sie das rechte Knie, ziehen Sie den Fuß Richtung Po, heben Sie den rechten Arm und greifen Sie den rechten Fuß. Umfassen Sie Fuß oder Fußgelenk und ziehen Sie ihn vorsichtig Richtung Gesäß. — Schieben Sie den linken Unterarm in den Boden und richten Sie dadurch Ihren Oberkörper auf, um in eine sanfte Rückbeuge zu kommen. Halten Sie die linke Schulter weit weg vom linken Ohr. — 5–8 Atemzüge halten. Seite wechseln.

⊕ **Tipp:** Wenn Sie Ihren Fuß nur schlecht greifen können, nutzen Sie einen Gurt oder winkeln Sie das Knie nur so weit an, wie es Ihnen möglich ist. Lassen Sie beide Unterarme am Boden.

→ **dehnt Oberschenkel und Hüftbeuger, öffnet den Schultergürtel, wirkt belebend**

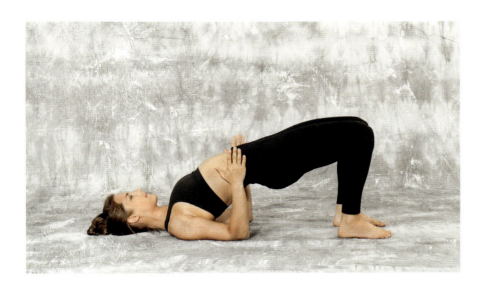

12. SCHULTERBRÜCKE

{Setu Bandha Sarvangasana Variante}

⌐ Drehen Sie sich in Rückenlage, stellen Sie die Füße hüftweit und parallel auf, Fersen dicht am Po. Die Arme liegen lang neben dem Körper. ⌐ Beugen Sie die Ellenbogen, die Unterarme sind angewinkelt. Die Fingerspitzen zeigen nach oben, die Oberarme liegen dicht neben dem Oberkörper am Boden. ⌐ Einatmend schieben Sie die Füße in die Matte. ⌐ Ausatmend rollen Sie Wirbel für Wirbel das Becken auf. Dabei die Knie nicht nach außen fallen lassen, evtl. einen Block zwischen den Oberschenkeln einklemmen, um die Beininnenseiten zu aktivieren. Schieben Sie Ihr Brustbein Richtung Kinn, das Kinn zum Brustbein und den Hinterkopf tief in die Matte. Nacken lang halten. 5–8 Atemzüge halten. ⌐ Ausatmend langsam zurückrollen. Füße mattenweit aufstellen, Knie zueinander fallen lassen. Die Hände liegen auf dem Bauch. Entspannen Sie hier einige Atemzüge und ziehen Sie die Knie sanft an die Brust. 3–5 Runden.

✦ **Variante:** Strecken Sie ein Bein lang nach oben aus, um die Tiefenmuskulatur in Becken und Core anzuschalten. Dabei nicht im Becken einsinken und aktiv die Füße in den Boden drücken, um die Beinmuskeln zu aktivieren. Mit der Ausatmung das Knie beugen und wieder am Boden abstellen.

→ *öffnet den Brustkorb und die Schultern, macht fröhlich und aktiv, kräftigt die Beine, dehnt die Bauchdecke*

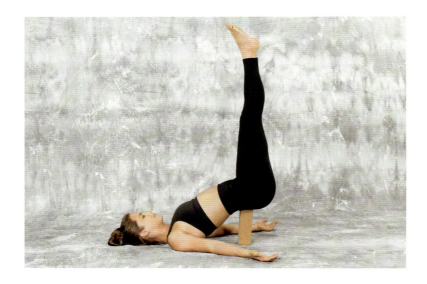

13. UNTERSTÜTZTER SCHULTER-STAND (VARIANTE)

{Salamba Sarvangasana}

▬ Bleiben Sie in Rückenlage. ▬ Heben Sie Ihr Becken an und stellen Sie einen Block hochkant unter Ihr Kreuzbein. Ist das zu hoch, nehmen Sie die mittlere Blockhöhe. Umfassen Sie mit Ihren Händen den Block. ▬ Einatmend beugen Sie die Beine nacheinander an und strecken die Beine lang nach oben aus. ▬ Die Hände können Sie lang neben Ihrem Körper ablegen, wenn Sie sich auf dem Block stabil fühlen, oder für einen extra Schulterstretch über den Kopf ausstrecken und ablegen. 15 Atemzüge oder länger halten. ▬ Um herauszukommen, beugen Sie ausatmend die Knie und setzen einen Fuß nach dem anderen am Boden ab.

 → *dreht das gesamte System einmal um, entlastet die Organe, das Herz und die Beine, verändert den Blickwinkel, schenkt Gelassenheit und klärt den Kopf*

DETOX

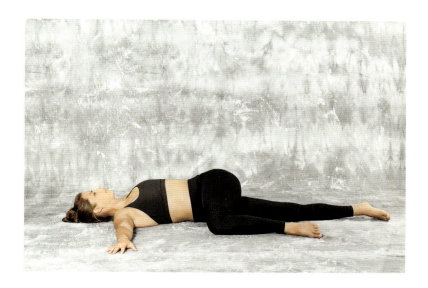

14. LIEGENDER TWIST
{Jathara Parivartanasana}

— Bleiben Sie in Rückenlage. — Ziehen Sie die Knie dicht an den Oberkörper heran und massieren Sie sanft kreisend den unteren Rücken am Boden. — Lösen Sie die Arme und strecken Sie sie auf Schulterhöhe seitlich aus. Handflächen in den Boden schieben, Schultern möglichst am Boden halten. Gesäß und Becken sanft nach links schieben. — Knie zur rechten Seite zum Boden sinken lassen. Bleiben die Beine in der Luft, evtl. eine Decke oder einen Block unterlegen. — Den Kopf nach links drehen, wenn sich der Nacken dabei gut anfühlt. 5–10 Atemzüge halten, dann Seite wechseln. — Zum Schluss der Übungsreihe entspannen Sie 5–15 Minuten in Savasana.

Tipp: Ist der Druck im unteren Rücken zu intensiv, bringen Sie die Knie tiefer und legen eine Decke unter.

Für extra Bauchmuskeln: Beine lang nach oben ausstrecken. Arme neben dem Körper legen. Alternativ die Hände flach unter den Po legen. Ausatmend Beine nach rechts Richtung Boden sinken lassen, ohne sie abzulegen. Einatmend zurück zur Mitte bringen und ausatmend nach links sinken lassen, einatmend zurück zur Mitte usw. Die Schultern bleiben dabei am Boden. 3–8 Wiederholungen.

→ *Erholung pur für das gesamte Nervensystem. Verspannungen und Anspannungen lösen sich, Organe werden massiert, der Herzraum öffnet sich – das sorgt für gute Laune*

FEUERATEM
{ Kapalabhati Variante }

Der Feueratem putzt einmal Kopf und Körper komplett durch. Er wirkt reinigend und aktivierend und bringt das ganze Verdauungssystem in Schwung. Am Nabelpunkt sitzt Agni, das Verdauungsfeuer, das wichtig für unseren Energiehaushalt und unsere Kraft ist. Nur wenn wir die Nährstoffe, die wir zu uns nehmen, auch verbrennen, können wir Energie aus ihnen ziehen. Agni wird durch das intensive Nabelpumpen angeregt und aktiviert.

Der Feueratem ist eine großartige Vorbereitung auf die Meditation, da er den Kopf frei macht und die Aufmerksamkeit bündelt. Nebenbei kräftigt er das Nervensystem, reinigt die Nasengänge und stärkt den gesamten Atemapparat.

— Kommen Sie in den einfachen Sitz mit gekreuzten Beinen. Hände in Chin Mudra auf Oberschenkeln oder Knien ablegen. Die Wirbelsäule aufrichten und die Sitzbeinhöcker im Boden verankern. Den Nacken lang halten, Kinn sanft zum Brustbein ziehen (Jalandhara Bandha). — Augen schließen und den Atem sanft durch die Nase fließen lassen. — Atmen Sie tief und lang ein. — Atmen Sie halb aus, pausieren Sie kurz und ziehen Sie mit der restlichen Ausatmung den Nabelpunkt sanft nach innen. Einatmend die Bauchdecke loslassen, ausatmend den Nabelpunkt erneut zurückziehen, einatmend loslassen usw. Der Fokus liegt auf der Ausatmung, die Einatmung passiert von selbst. Machen Sie gleichmäßige Atemstöße durch die Nase (ähnlich dem Naseputzen). — Bewegen Sie die Bauchdecke bewusst vor und zurück. Fällt Ihnen das anfangs schwer, legen Sie sich einfach eine Hand auf den Bauch. Finden Sie einen entspannten Rhythmus, der für Sie passt. — Üben Sie 10–30 Atemzüge. Danach lassen Sie den Atem natürlich und weich fließen. Mit etwas Übung können Sie den Feueratem auch bis zu 3 Minuten praktizieren. — Wiederholen Sie davon 3–4 Runden à 30–40 Atemstöße.

⊕ **Variante:** Mit etwas Übung können Sie auch die Bhastrika-Atmung, die Blasebalg-Atmung, praktizieren, die noch mehr Hitze in der Körpermitte entfacht: Dabei ziehen Sie ausatmend kräftig den Nabelpunkt nach innen und mit der Einatmung bewusst die Bauchdecke wieder vor. Die Atemzüge sind wesentlich intensiver als beim Feueratem, bei dem sich hauptsächlich das Zwerchfell auf und ab bewegt.

⊕ **Wichtig:** Üben Sie den Feueratem nicht, wenn Sie Ihre Periode haben oder schwanger sind. Auf Bhastrika sollten Sie bei hohem Blutdruck und Problemen im Bauchraum lieber komplett verzichten.

→ *Rundumputz des Nabelzentrums, stärkt die Körpermitte, unterstützt die Willenskraft und das Durchhaltevermögen*

MEDITATION: SAT KRIYA

Die Sat Kriya Meditation entstammt der Tradition des Kundalini Yoga. Sie ist der absolute Energieknaller, bringt den gesamten Bauchraum und die inneren Organe in Schwung und stärkt durch das intensive Pumpen des Nabels auch das Herz. Sat Kriya ist vitalisierend und klärt den Kopf. Sie löst Blockaden im System und wirkt ausgleichend auf Kopf und Körper, da sie überschüssige, aufgestaute Energien löst.

⌐ Kommen Sie in den Fersensitz oder Virasana, den Heldensitz, bei dem das Gesäß zwischen den Füßen am Boden ist. Legen Sie den Fußspann dicht neben die Oberschenkel, die Zehen zeigen nach hinten. Evtl. eine Decke zwischen Gesäß und Fersen legen. Alternativ können Sie die einfache Haltung mit gekreuzten Beinen einnehmen. ⌐ Richten Sie die Wirbelsäule lang auf und bringen Sie die Arme über die Seite nach oben. Verschränken Sie die Finger ineinander, nur die Zeigefinger sind lang nach oben ausgestreckt und liegen aneinander. ⌐ Atmen Sie durch die Nase ein und aus. Nach einer sanften Einatmung laut »Sat« chanten und dabei den Nabelpunkt nach innen Richtung Wirbelsäule ziehen. ⌐ Ausatmend mit »Nam« den Bauch weich entspannen. Mit »Sat« den Nabel nach innen ziehen, mit »Nam« entspannen usw. Die Schultern und das Gesicht dabei entspannen. In einem zügigen Rhythmus damit ca. 1–3 Minuten fortfahren. Beginnen Sie langsam, starten Sie mit 1 Minute und machen Sie danach eine Pause. ⌐ Mit einer Einatmung die ganze Energie die Wirbelsäule entlang nach oben bis in die Fingerspitzen ziehen, Mulha Bandha aktivieren und den Atem anhalten. Ausatmend das Bandha lösen, aber die Arme oben lassen. ⌐ 3 x wiederholen und dann abschließend mit einer Ausatmung die Arme über die Seite langsam zurück zum Boden führen. Atem natürlich fließen lassen und nach spüren. ⌐ Legen Sie sich für Savasana in die Rückenlage. 5–10 Minuten entspannen.

 Tipp: »Sat Nam« heißt übersetzt so viel wie »wahre Identität«. Sie stärkt die Ausdauer und das Durchhaltevermögen. Eine tolle Übung, wenn Sie nur wenig Zeit haben und einen klaren Kopf und Power brauchen.

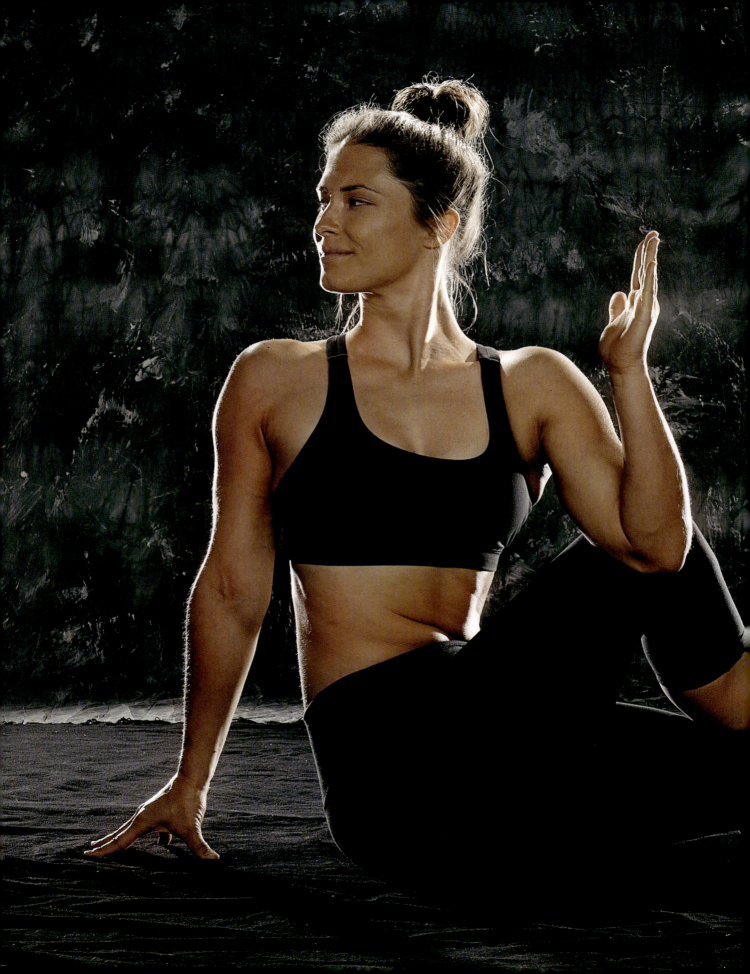

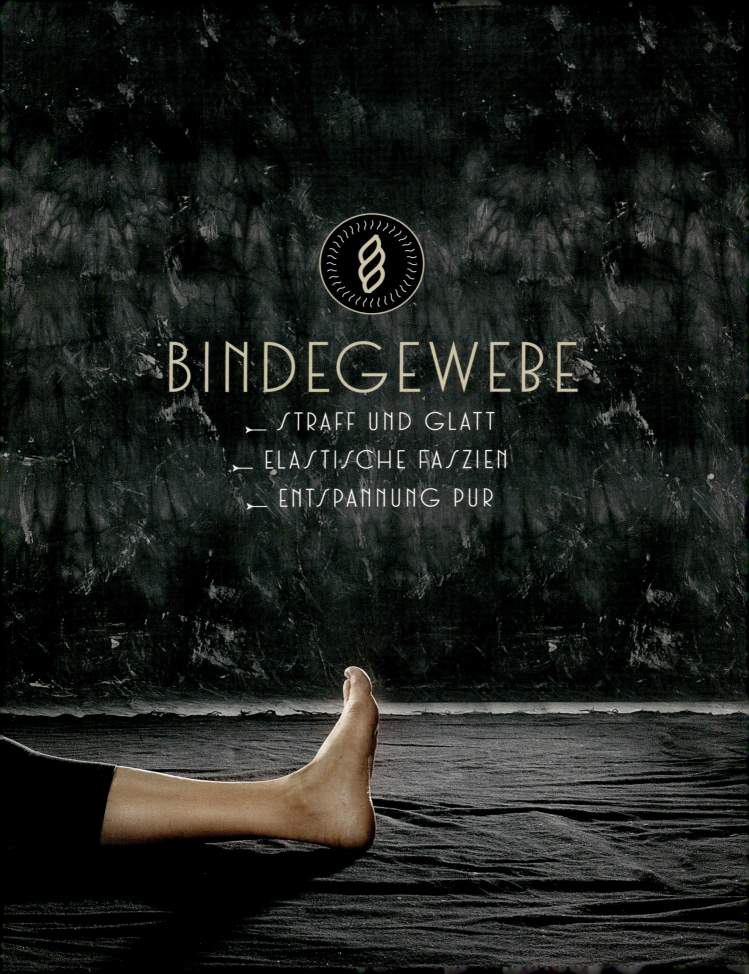

STRAFFES BINDEGEWEBE

Mit dem langen Halten der Yinpositionen in diesem Übungs-Set stimulieren und entspannen wir unsere Faszien und sorgen so für eine glatte Haut und einen geschmeidigen, flexiblen Körper.

Faszien fungieren als eine Art Schaltstelle zwischen Körper und Gehirn, indem Sie die Informationen der Muskulatur, Sehnen, Bänder usw. direkt an das vegetative Nervensystem weiterleiten. Faszien müssen stimuliert, also bewegt werden, sonst verkleben und verhärten sie, wir werden steifer und unbeweglicher. Schnelle, rhythmische Bewegungen, wie beim Schütteln, aber auch die dynamischen Yoga-Flows stimulieren die langen Faszienketten im Körper. Andere Rezeptoren der Faszien reagieren auf Druck und Dehnung, was wir in unserem Set mit den Yinpositionen nutzen. Das lange Halten der Positionen und die tiefe Dehnung der Faszien stimulieren den Lymphfluss, der dafür sorgt, dass alle Stoffwechselabfälle abtransportiert und u. a. Wassereinlagerungen verhindert werden – Grundvoraussetzung für eine feste, straffe Haut und eine wohlgeformte Körpersilhouette.

Das weibliche Bindegewebe ist wesentlich weicher und dehnbarer als das männliche. Ursache dafür ist die weibliche Struktur des Bindegewebes, das eher säulenartig, senkrecht aufgebaut ist, um sich bei der Schwangerschaft ausdehnen zu können. Im Gegensatz zum männlichen, das eine netzartige Struktur aufweist, können sich dadurch Fettzellen einlagern, die nach außen drücken und das Hautbild unregelmäßiger machen: die Cellulite, die bei den meisten Frauen vor allem an Bauch, Po und Oberschenkeln zu finden ist. Bewegungsmangel, eine zu saure Ernährung und zu viele Diäten können die Anlage zu Cellulite noch verstärken.

Mit den Yinpositionen stimulieren wir den Lymphfluss und aktivieren die Bildung neuer Kollagenfasern, die für mehr Feuchtigkeit im Gewebe sorgen. Indem wir Druck auf das Fasziengewebe ausüben, regen wir die Fibroblasten, die Faszienzellen an, mehr wasserbindende Hyaloronsäureketten zu bilden, um den Körper geschmeidig und elastisch zu halten. Wir sind dadurch nicht nur beweglicher, da neben Kollagen auch Elastin gebildet wird, die Haut sieht auch praller und glatter aus, die Körpersilhouette fester und schlanker. Durch die gegebene Struktur des weiblichen Bindegewebes verschwindet Cellulite häufig nicht komplett. Regelmäßiges Üben kann jedoch dabei helfen, das Hautbild auf Dauer zu verbessern, es glatter und fester zu machen. Das passiert allerdings nicht über Nacht, sondern nur durch regelmäßige Bewegung und eine ausgewogene Ernährungsumstellung. Extra Unterstützung bieten Übungen mit einer Faszienrolle, mit der Sie die entsprechenden Bereiche noch zielgenauer anregen können.

Wie wirkt Yoga auf das Bindegewebe?
Das lange passive Halten der Positionen senkt den Blutdruck und den Puls, Giftstoffe können besser abtransportiert und Stresshormone leichter abgebaut werden. Die Bildung von Kollagen und Elastin wird durch die Yinhaltungen unterstützt, was den Feuchtigkeitsgehalt des Bindegewebes anregt. Indem wir kontinuierlich Druck, mit Kompression oder Traktion, auf bestimmte Bereiche ausüben, wird die Feuchtigkeit aus dem Gewebe herausgedrückt, der Lymphfluss gestoppt. Sobald wir die Position auflösen, füllt sich das Gewebe schneller mit nährstoffreicher Flüssigkeit, neue Hyaloronsäureketten werden gebildet, der Feuchtigkeitsgehalt im Körper wird aktiviert, alte Zellen können leichter über die Lymphe entsorgt werden. Das Ergebnis sind eine schlanke, feste Körperform und ein größerer Bewegungsspielraum im gesamten Körper.

Durch die Entspannung der Faszien, der Muskulatur und des Atems entspannt sich auch Ihre Seele. Sie entwickeln mehr Gelassenheit, sind ausgeglichener und greifen in stressigen oder belastenden Situationen weniger zu essbaren Seelentröstern. Wir öffnen mit dem liegenden Schwan und dem halben Schnürsenkel (Übungen 4, 5) intensiv die Hüften, lösen Verklebungen an den Innen-, Rück- und Außenseiten der Beine und des Gesäßes. Die Sphinx (Übung 2) stimuliert unser Energiereservoir im Nierenbereich im unteren Rücken, vitalisiert unser System und ist der perfekte Stresskiller.

Auf feinstofflicher Ebene stimulieren wir über Kompression und Dehnung der Faszien auch die Meridianbahnen, nicht sichtbare Energiekanäle, die den Körper durchziehen und laut der TCM (Traditionellen Chinesischen Medizin) mit verschiedenen Organen verbunden sind. Über die Meridianbahnen harmonisieren wir den Energiefluss (Qi in der TCM, Prana im Yoga) in unserem Körper, was zu mehr Ausgeglichenheit und einem gesunden Energiehaushalt führt. Das ist das Ziel des Yoga: entspannt, ausgeglichen und in Harmonie zu sein.

TIPPS FÜR DIE YINPOSITIONEN

- *Sinken Sie sanft in die Positionen hinein: Wir üben die Yinpositionen, ohne uns aufzuwärmen, so zielt die Stimulation über die Muskulatur direkter in die Faszien.*
- *Der Rücken darf bei den Vorbeugen (3, 5, 7) rund sein, da wir die Wirbelsäule in ihre gesamte Länge strecken. Wichtig: Ist das für Sie zu intensiv, halten Sie die Wirbelsäule aufrecht.*
- *Gehen Sie nicht direkt an Ihre Grenzen, sondern sinken Sie über die Dauer der Position tiefer in die Dehnung oder Kompression hinein, bis Sie eine Dehnung oder Druck im angesteuerten Bereich wahrnehmen.*
- *Versuchen Sie Stille und Ruhe in der Position zu finden – auch über den Atem.*
- *Verwenden Sie Bolster, Decken, Kissen oder Blöcke, um sich zu unterstützen.*
- *Machen Sie zwischen den Positionen eine kurze Pause: Haltung des Kindes, Rücken- oder Bauchlage, Scheibenwischer (auf den Unterarmen abstützen und sanft die Knie hin und her bewegen) oder der herabschauende Hund sind dafür gut geeignet.*
- *Kommen Sie ausatmend in die Position hinein und einatmend heraus.*
- *Atmen Sie sanft und tief, schließen Sie evtl. die Augen, aber bleiben Sie aufmerksam.*
- *Kommen Sie achtsam aus den Positionen heraus, auch, wenn Sie nach einer intensiven Haltung zur anderen Seite wechseln.*
- *Stellen Sie sich einen Timer, dann brauchen Sie nicht auf die Zeit zu achten.*
- *Sorgen Sie dafür, dass Ihnen nicht kalt wird, damit sich Ihr Körper nicht zusammenzieht, sondern Verspannung loslässt.*

BINDEGEWEBE

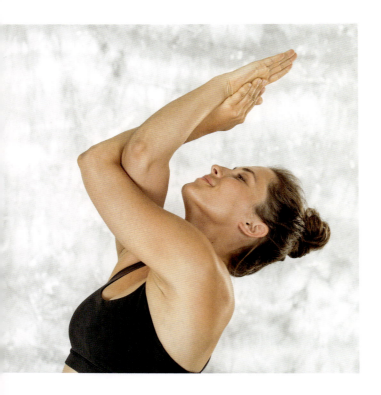

In unserem Set sprechen wir vor allem die Nieren- und Blasenmeridiane an, über die wir unsere Energietanks aufladen und Stress abbauen, sowie den Gallenblasen- und Lebermeridian, was uns hilft, aktiv und ausgeglichen, aufmerksam und ganz bei uns zu sein – auch auf emotionaler Ebene. Die Bauchorgane werden durch Positionen wie das liegende Reh (Übung 9) und die Vorbeuge im halben Schnürsenkel (Übung 5) genauso angesprochen wie die Nebennieren und Nieren, die Stress reduzieren und die Entgiftung steuern. Vor allem die Meridianpaare Niere und Blase, die neben dem Wasserhaushalt die Energiereserven des Körpers steuern, sowie Leber und Gallenblase, die für die innere Ordnung, für Ausgewogenheit und Balance und für eine klare Entscheidungsfähigkeit stehen, sind eng mit dem limbischen System verbunden, das u. a. unseren Appetit, unseren Schlaf und unsere Emotionskontrolle

steuert. Auch die Milz, die in der TCM mit einem schwachen Bindegewebe in Zusammenhang gebracht wird, wird durch Übungen wie die Libelle stimuliert.

Yin Yoga: die Übungsreihe

Die Yin-Yogaübungen unterscheiden sich in der Ausführung von den Asanas in den drei vorherigen Übungs-Sets. Während wir in den yanglastigen Sequenzen unsere Muskeln aufbauen und dehnen, gehen wir jetzt tiefer hinein in das Gewebe und stimulieren unsere Faszien. Das Loslassen auf mentaler und muskulärer Ebene steht dabei im Vordergrund. Atmen Sie sanft durch die Nase. Versuchen Sie, jegliche Spannung, auch im Gesicht, vor allem im Kieferbereich, loszulassen und in den Gelenken (Knöchel, Knie, Schultergelenk …) locker zu bleiben. Beobachten Sie, was Körper, Herz und Kopf Ihnen erzählen, und versuchen Sie, in der jeweiligen Position zu verweilen und mit der Aufmerksamkeit immer wieder zu Ihrem Atem zurückzukehren, raus aus Ihrem Kopfkino zu treten. Nehmen Sie Ihre Emotionen wahr: Beginnen Sie, sich zu langweilen? Werden Sie unruhig, können kaum still halten? Oder sinken Sie tief die jeweiligen Positionen? Lassen Sie Anspannungen los. Beenden Sie die Übungsreihe, indem Sie 5–15 Minuten in Savasana (Seite 42) entspannen.

Vor allem in Kombination mit yanglastigen Yogastilen, z. B. den Flow Sets, oder anderen Sportarten, z. B. Laufen oder Radfahren, ist Yin Yoga die perfekte Ergänzung, da es dem Körper hilft, schneller zu regenerieren, und muskuläre Verspannungen gelöst werden.

Haben Sie nur wenig Zeit, ist der Stern, eine Variante vom Schmetterling (Übung 3), eine schöne Möglichkeit, um das Nervensystem zu beruhigen und die großen myofaszialen Muskelketten entlang der Wirbelsäule und die große Lumbarfaszie im unteren Rücken zu aktivieren. Großartig und unglaublich erholsam nach einem Tag am Schreibtisch oder wenn Sie viel stehen müssen.

BINDEGEWEBE

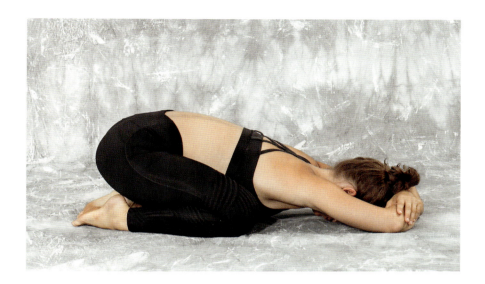

1. HALTUNG DES KINDES – VARIANTE MIT WEIT GEÖFFNETEN KNIEN
{Balasana Variante}

— Kommen Sie in den Fersensitz. Legen Sie die Stirn vor sich am Boden ab. Die Knie sind dicht beieinander, die Fußspanne am Boden abgelegt. Die Arme liegen lang neben dem Körper nach hinten ausgestreckt. Der Po sinkt auf die Fersen. Falls die Stirn den Boden nicht berührt, können Sie Ihre Hände darunterlegen oder Ihre Fäuste aufeinanderstapeln. — Öffnen Sie aus der Haltung des Kindes Ihre Knie so weit wie möglich zur Seite, die Zehen berühren sich, der Po sinkt auf die Fersen. Kommt der Po nicht zu den Fersen, können Sie ein Kissen zwischen Füße und Gesäß legen. — Legen Sie die Stirn am Boden ab oder drehen Sie den Kopf zur Seite. — Strecken Sie die Arme nach vorne aus und greifen Sie mit den Händen den gegenüberliegenden Ellenbogen, die Unterarme sind am Boden. Alternativ legen Sie sich ein Bolster oder eine dick eingerollte Decke unter den Oberkörper und Kopf. Wechseln Sie nach 2,5 Minuten den Griff der Arme und halten Sie die Position weitere 2,5 Minuten. — Schieben Sie sich über Ihre Arme wieder hoch, Knie nacheinander etwas dichter zusammenbringen. Bleiben Sie noch ein paar Atemzüge in der Position des Kindes, bevor Sie mit Übung 2 weiter machen.

→ *entlastet den unteren Rücken, öffnet die Hüften, wirkt krampflösend bei Verdauungsbeschwerden*

BINDEGEWEBE

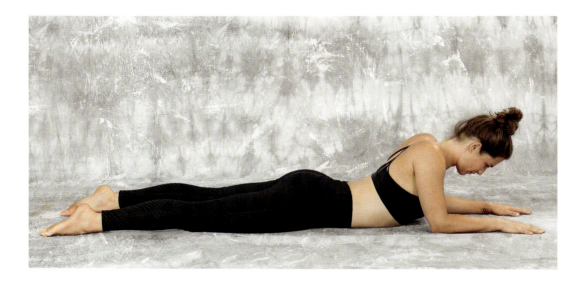

2. SPHINX – SEEHUND
{Bhujangasana Variante}

Kommen Sie in Bauchlage. Setzen Sie die Unterarme so weit vor sich auf, dass die Ellenbogen in einer Linie unter den Schultern sind. Schieben Sie bewusst ihr Herz, Ihr Brustbein nach vorne. Lassen Sie Ihr Gewicht in den Boden sinken, vor allem über das Becken und die Beine. Öffnen Sie die Beine hüftweit, die Füße fallen locker zur Seite. Entspannen Sie Ihre Muskulatur, Schultern und Bauchdecke sind weich. 3–5 Minuten halten. Sinken Sie nicht zu sehr in den Schultern ein. Ist die Kompression im unteren Rücken zu intensiv, schieben Sie die Ellenbogen weiter vor oder legen Sie sich ein Bolster quer unter den Brustkorb. Sie können auch einen Block hochkant vor sich aufstellen und Ihre Stirn darauf ablegen. Bei einem sehr empfindlichen unteren Rücken am besten die Beinmuskulatur leicht aktivieren, um den Druck zu verringern. Um herauszukommen, schieben Sie den Ellenbogen zur Seite, legen den Kopf ab und bleiben einige Atemzüge in der Bauchlage. Kommen Sie abschließend für eine Minute in die Position des Kindes zurück, um den unteren Rücken zu entlasten.

+ **Variante für Geübte – Seehund:** Um die Kompression im unteren Rücken zu intensivieren, öffnen Sie die Hände etwas zur Seite und heben die Unterarme vom Boden. Strecken Sie die Arme. Bei hyperflexiblen Gelenken auf eine Mikrobeuge in den Ellenbogen achten. Das Becken am Boden halten.

→ *aktiviert die Lebensenergie, reduziert Stress und sorgt für gute Laune*

BINDEGEWEBE

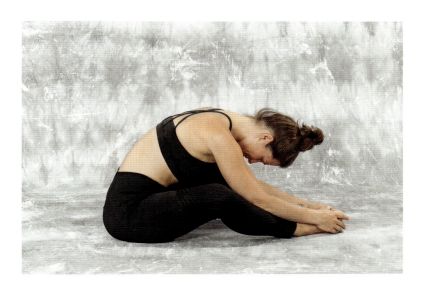

3. STERN – SCHMETTERLING
{Tarasana}

Kommen Sie zum Sitzen und verwurzeln Sie sich über Ihre Sitzbeinhöcker fest im Boden. Beugen Sie die Knie zur Seite und legen Sie Ihre Fußsohlen aneinander. Schieben Sie Ihre Füße so weit weg, dass Ihre Beine vor Ihnen eine Art Raute bilden. Setzen Sie sich evtl. auf eine gefaltete Decke, um sich besser aufrichten zu können. Vor allem, wenn Ihre Knie sehr weit vom Boden weg sind, empfiehlt sich ein erhöhter Sitz. Umfassen Sie Ihre Fußgelenke und beugen Sie Ihren Oberkörper nach vorn. Lassen Sie Ihren Rücken rund werden. Falls Sie die Stirn auf den Fersen ablegen können, schieben Sie Ihre Arme vor die Füße. Sie können sich auch ein Bolster auf die Füße legen und die Stirn darauf betten oder das Bolster hochkant aufstellen. Lassen Sie sich weich und entspannt nach vorne sinken, spüren Sie die Dehnung entlang der gesamten Wirbelsäule. 3–5 Minuten halten. Je weiter die Beine weg sind, desto mehr wird die Rückseite der Beine angesprochen. Rollen Sie sich langsam wieder auf und kommen Sie für 1 Minute in eine Gegenposition wie den herabschauenden Hund (Seite 37) oder die Haltung des Kindes (Seite 81).

Variante Schmetterling: Ziehen Sie die Beine dichter zu sich heran, um die Innenseite intensiver zu dehnen.

Tipp für Einsteiger: Wenn die Knie sehr hoch sind, setzen Sie sich auf einen Block oder eine Decke, um die Hüften, die Leisten und den Ischiasnerv zu entlasten.

entlastet den unteren Rücken, wirkt ausgleichend und regenerierend

83

BINDEGEWEBE

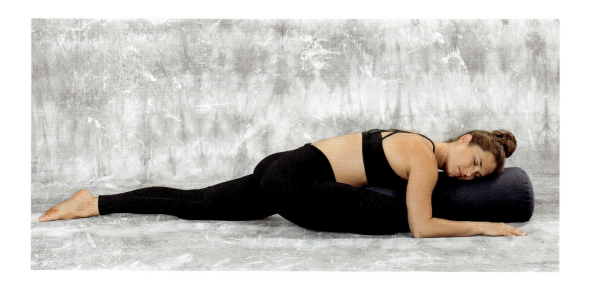

4. SCHLAFENDER SCHWAN – NADELÖHR
{Eka Pada Rajakapotasana Variante}

— Kommen Sie in den herabschauenden Hund. Bringen Sie Ihr rechtes Knie vor das rechte Handgelenk und legen Sie die Außenseite des rechten Unterschenkels parallel zum Mattenrand am Boden ab. Richten Sie Ihr Becken mittig aus. — Kippen Sie mit Ihrem Gewicht stark Richtung rechtes Gesäß und ziehen Sie den rechten Fuß dichter an den Körper heran. Zusätzlich können Sie sich eine Decke, ein Bolster oder einen Block unter die rechte Gesäßhälfte legen, damit Ihre Hüften gerade ausgerichtet bleiben. — Das linke Bein ist lang nach hinten ausgestreckt, der Fußspann abgelegt. Kommen Sie auf Ihre Unterarme. Hier können Sie bleiben oder Sie legen den Oberkörper direkt am Boden ab. Bauen Sie dafür aus Ihren Händen ein Kissen, um Ihre Stirn darauf abzulegen. Alternativ können Sie Ihren Oberkörper auch komplett auf ein Bolster ablegen. 3–5 Minuten halten. — Um sich aufzurichten, setzen Sie Ihre Hände auf und schieben sich langsam wieder hoch. Bevor Sie die Seite wechseln, kommen Sie einige Atemzüge oder bis zu 1 Minute in die Haltung des Kindes oder des herabschauenden Hundes.

 Variante bei Knieproblemen – Nadelöhr:
— Kommen Sie in die Rückenlage, winkeln Sie das rechte Knie an und legen Sie das rechte Fußgelenk auf den linken Oberschenkel. — Beugen Sie das linke Knie und umfassen Sie das Schienbein mit beiden Händen. Kopf, Schultern und unterer Rücken bleiben dabei am Boden. — Das rechte Knie schieben Sie von sich weg, bis Sie eine sanfte Dehnung in der rechten Außenseite des Oberschenkels spüren. 5–8 Atemzüge halten, dann die Seite wechseln.

 löst Anspannungen, ideal, um Stress abzubauen und Energie aufzutanken

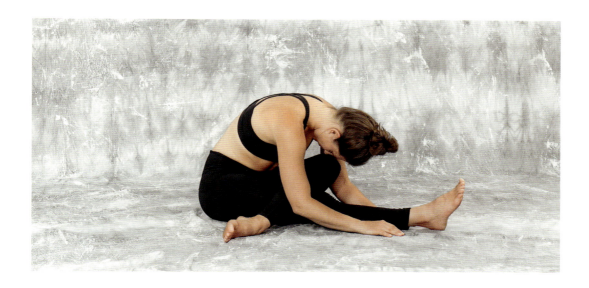

5. HALBER SCHNÜRSENKEL MIT VORBEUGE – GANZER SCHNÜRSENKEL
{Gomukhasana Variante}

Kommen Sie zum Sitzen. Strecken Sie das rechte Bein gerade nach vorne aus. Kreuzen Sie das linke Bein über das rechte: Die Knie liegen möglichst übereinander, der linke Fuß liegt dicht neben dem rechten Oberschenkel. Wenn es Ihnen schwerfällt, die Wirbelsäule im Sitzen gerade zu halten, setzen Sie sich auf eine Decke oder einen Block. Beugen Sie sich mit dem Oberkörper nach vorne. Nehmen Sie gern ein Bolster zu Hilfe, um Ihre Stirn abzulegen. Ihre Unterarme können Sie am Boden ablegen oder lang ausstrecken. 3–5 Minuten halten. Ist das zu intensiv, setzen Sie die Hände vor sich auf und runden Sie den Rücken nur ein wenig. Sie sollten die Dehnung in den Hüften und evtl. in der Beinrückseite des ausgestreckten Beines spüren, nicht in den Knien. Alternativ legen Sie eine Decke oder ein Kissen unter das ausgestreckte linke Bein. Schieben Sie Ihr Gewicht zurück in die Sitzbeinhöcker.
Rollen Sie langsam wieder auf und strecken Sie beide Beine lang aus. Seite wechseln.

Variante für Geübte – Ganzer Schnürsenkel: Wer in den Hüften beweglich genug ist, kann auch das untere Knie beugen, sodass beide Knie möglichst übereinanderliegen. Wichtig ist dabei, nicht auf den Füßen zu sitzen, sondern auf den Sitzbeinhöckern, und die Füße neben dem Gesäß am Boden abzulegen. Diese Variante stimuliert stärker den Gallenblasenmeridian, da die äußeren Hüften stärker angesprochen werden.

öffnet Hüften und Leisten, sorgt für Leichtigkeit, löst körperliche und emotionale Anspannungen auf und massiert sanft die Bauchorgane

BINDEGEWEBE

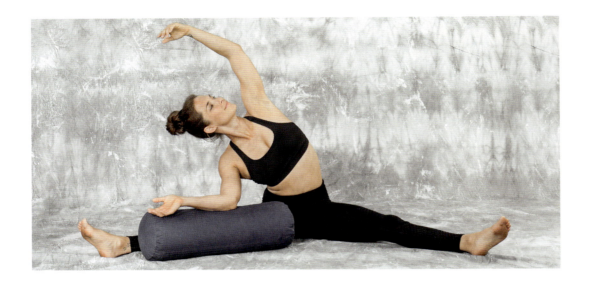

6. LIBELLE MIT SEITÖFFNUNG
{Parivritta Upavistha Konasana Variante}

Kommen Sie in eine weite Grätsche, evtl. setzen Sie sich auf eine gefaltete Decke oder einen Block, um Ihren unteren Rücken aufzurichten. Schieben Sie die Sitzbeinhöcker gleichmäßig in den Boden. Legen Sie ein Bolster an die Innenseite des rechten Unterschenkels und platzieren Sie den rechten Unterarm darauf. Alternativ können Sie das Bolster auch quer über dem Oberschenkel positionieren. Drehen Sie den Oberkörper zur linken Seite auf und schieben Sie den linken Arm über den Kopf nach rechts, wobei die Handfläche zum Boden zeigt. 3–5 Minuten halten. Wer möchte, kann den rechten Arm auch direkt am Boden vor dem Unterschenkel ablegen, aber nur, wenn die Öffnung im Oberkörper bestehen bleibt. Kommen Sie abschließend für ein paar Atemzüge in die Mitte zurück, spüren Sie die aufrechte Wirbelsäule und den Kontakt zum Boden und wechseln Sie dann die Seite. Zum Abschluss beugen Sie ein Knie nach dem anderen und führen die Beine langsam wieder zueinander.

Tipp für Einsteiger: Ist der obere Arm zu schwer und Sie verspannen in der Schulter, legen Sie den Handrücken der oberen Hand am unteren Rücken ab.

öffnet Leisten, Hüften, Flanken, wirkt aktivierend und stimmungsaufhellend

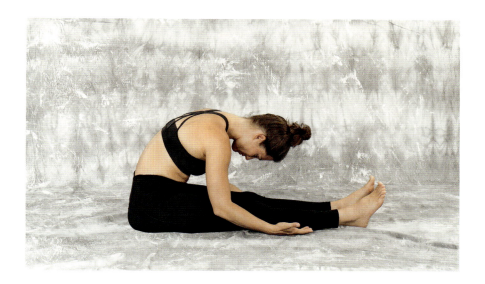

7. RAUPE I – SCHNECKE

{Paschimottanasana Variante}

Aus dem geraden Sitz heraus strecken Sie die Beine lang nach vorne aus. Lassen Sie die Fußgelenke locker und erden Sie sich über Ihre Sitzbeinhöcker. Unterstützen Sie den Sitz mit einer Decke oder einem Block. Lassen Sie sich nach vorne rollen, die Arme liegen neben dem Körper. Alternativ können Sie sich ein Bolster auf die Oberschenkel legen, um den Kopf abzustützen, oder auch zwei. Der Rücken darf rund sein, nur bei Problemen in der Wirbelsäule halten Sie sich lieber aufrecht. Lassen Sie sich tief hinein sinken, lassen Sie los. 3–5 Minuten halten, Sie können bis zu 10 Minuten in der Position bleiben. Eine herrliche Vorbereitung auf die Mediation und vor dem Schlafengehen. Rollen Sie langsam und achtsam Wirbel für Wirbel wieder auf. Setzen Sie die Unterarme hinter sich und die Füße vor sich auf und bewegen Sie die Knie hin und her (Scheibenwischer).

Variante für Geübte – Schnecke: Rollen Sie Sich auf den Rücken und schwingen Sie die Beine über den Kopf mit nach hinten, sodass sich Ihre Zehen hinter Ihrem Kopf befinden und Richtung Boden zeigen. Die gesamte Wirbelsäule erfährt so eine intensivere Dehnung. Bitte nicht bei Problemen in der Halswirbelsäule üben.

Entspannung und Rückzug pur. Loslassen und entgiften. Stimulation der Bauchorgane

BINDEGEWEBE

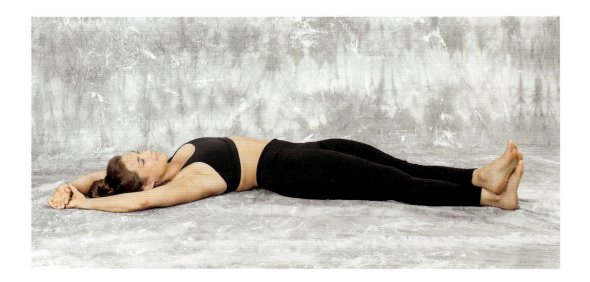

8. LIEGENDE MONDSICHEL – DIE »BANANE«

{Bananasana}

⌐ Kommen Sie in Rückenlage. Die Arme strecken Sie wie ein V weit über den Kopf aus und die Beine öffnen Sie mindestens mattenweit (Sie haben die Form eines X, wenn man von oben auf Sie draufschaut). ⌐ Schieben Sie das linke Bein zum rechten, vielleicht können Sie die Fußgelenke übereinanderkreuzen. Das Becken bleibt dabei am Boden, ebenso wie die linke Gesäßhälfte. ⌐ Schieben Sie den linken Arm zum rechten und greifen Sie mit der rechten Hand das linke Handgelenk. Die Arme bleiben am Boden. Beugen Sie die Ellenbogen gern leicht an, sodass Ihr Körper jetzt wie ein C, wie eine schmale Mondsichel, am Boden liegt. ⌐ Atmen Sie tief in die linke Körperseite ein und spüren Sie hier die intensive Öffnung die gesamte Körperseite entlang, auch in den Achselhöhlen. ⌐ 3-5 Minuten, danach spüren Sie einige Atemzüge in der Mitte nach und wechseln zur anderen Seite.

 schafft extrem viel Weite in den Flanken, wirkt aktivierend, schenkt Leichtigkeit und entspannt den Geist

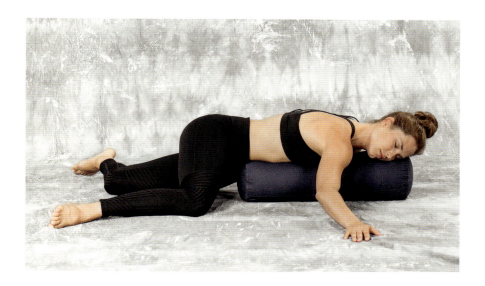

9. LIEGENDES REH
{Swastikasana Variante}

⌐ Legen Sie ein Bolster oder eine gerollte Decke längs auf die Matte und setzen Sie sich davor, wobei die angewinkelten Beine übereinandergestapelt sind und die Knie nach rechts zeigen. ⌐ Setzen Sie die Hände am Boden neben dem Bolster ab, legen Sie den Oberkörper lang auf dem Bolster ab und umfassen Sie mit den Händen das Bolster. Drehen Sie den Kopf nach rechts. ⌐ Wenn möglich, schieben Sie das obere rechte Bein, das weiterhin im 90°-Winkel bleibt, so weit nach rechts, dass Hüfte und Knie in einer Linie bleiben. Wenn die Dehnung dadurch zu stark ist, das Bein zurücknehmen. ⌐ 3–5 Minuten halten. Sie können bis zu 10 Minuten in der Position bleiben – eine herrliche Vorbereitung für die Mediation und vor dem Schlafen. ⌐ Kommen Sie einen Moment in die Position des Kindes, bevor Sie die andere Seite üben. Abschließend ebenfalls 1 Minute in der Kindsposition entspannen.

+ **Variante für Geübte:**
⌐ Strecken Sie die Arme auf Schulterhöhe zur Seite lang aus und drehen Sie den Kopf nach links in die entgegengesetzte Richtung der Knie. ⌐ Wichtig: Wenn das für den Nacken zu stressig ist, drehen Sie den Kopf in Richtung der Knie.

→ ***aktiviert und mobilisiert die Wirbelsäule, löst Spannungen auf und regeneriert das Nervensystem, massiert sanft die Bauchorgane***

MANTRA-MEDITATION: SO HAM

Mantras sind Konzentrationswörter, die helfen, besser den Fokus zu halten, da der Geist durch das ständige Wiederholen des Mantras bereits beschäftigt ist und nicht so schnell abschweifen kann. Ein toller Einstieg in die Meditation. Vor allem für Anfänger ist es mit einem Mantra oft einfacher, bei der Sache zu bleiben, da der Geist bereits etwas zu tun hat.

Die Mantrameditation »So Ham« wirkt unglaublich beruhigend und zentrierend. »So Ham« ist Sanskrit, bedeutet »Ich bin das« und steht für die Verbindung des Individuums mit der universellen Seele – wir sind alle eins.

— Kommen Sie in eine einfache Sitzposition mit gekreuzten Beinen. Die Hände liegen auf den Oberschenkeln in Chin Mudra (Handflächen nach oben ausgerichtet, Daumen und Zeigefinger berühren sich, die anderen Finger sind ausgestreckt). Dieses Mudra steht für mehr Inspiration und Kreativität. — Lassen Sie den Atem einige Runden lang natürlich fließen. Etablieren Sie eine lange, gleichmäßige Atmung. — Mit einer Einatmung denken Sie still für sich im Inneren das Wort »So« und mit der Ausatmung »Ham«. — Beobachten Sie, wie sich der Atem mit dem Klang bewegt – »So Ham« gibt den natürlichen Atemrhythmus wieder. Fahren Sie damit für einige Minuten fort. Spüren Sie den Klang und die Vibration dieses Mantras. — Sie können sich auch die Hände auf den Brustkorb legen, um den Atem besser wahrzunehmen. — Bleiben Sie abschließend ein paar Atemzüge sitzen. 3–5 Minuten.

Variante: Sprechen Sie die einzelnen Mantra-Wörter laut aus und nehmen Sie die Vibration im Gaumen und im ganzen Brustkorb dabei wahr. Statt »So Ham« können Sie auch das Mantra »OM« chanten, das aus den drei Lauten »AUM« besteht und den Urklang des Universums präsentiert. Beim »OM« klingt das A im Herzraum, das U in der Kehle und das M vibriert im Gaumen.

ATEM AUSDEHNEN – TAOIST BREATH

Der viertaktige Taoist Breath ist wunderbar geeignet, um Sie auf die Yin-Yoga-Praxis einzustimmen. Durch die langsamen Bewegungsfolgen der Arme, die synchron mit der Atmung ausgeführt werden, balancieren Sie das Nervensystem aus. Die verlängerte Atmung wirkt beruhigend und klärt den Geist. Mit den Armen dehnen Sie sich energetisch weiter aus, laden das Sie umgebende Kraftfeld, Ihre Aura, neu auf. Durch die Armbewegungen werden u. a. die Meridianbahnen von Herz, Dünn- und Dickdarm und Lunge aktiviert. Der Herz-Meridian steht für das Bewusstsein und für das innere Gleichgewicht. Der Dünndarm-Meridian für klare Entscheidungsfähigkeit und das Meridianpaar Lunge und Dickdarm ist thematisch mit dem Loslassen verknüpft.

— Kommen Sie in eine einfache Sitzposition mit gekreuzten Beinen. Bringen Sie die Hände vor dem Herzen in Anjali Mudra (Gebetshaltung) zusammen. Die Finger sind leicht geöffnet. Schieben Sie die Handflächen bewusst gegeneinander, Ellenbogen ziehen nach außen. Lassen Sie den Atem ein paar Atemzüge lang natürlich durch die Nase fließen und nehmen Sie ihn wahr. — Ausatmend strecken Sie die Arme lang nach vorne aus und schieben dabei die Handflächen auf Höhe des Oberkörpers nach vorne, Arme strecken. Die Fingerspitzen zeigen Richtung Decke, die Hände werden im Gelenk gebeugt, sodass die Handflächen nach vorne zeigen. — Ausatmend drehen Sie die Handflächen nach oben um, rollen Sie die Finger in die Handflächen ein und bringen Sie sie zurück zu den Schultern. Die Ellenbogen werden dabei wieder gebeugt. — Mit der nächsten Ausatmung strecken Sie die Arme auf Schulterhöhe zur Seite aus, die Handgelenke bleiben »geknickt«, die Handflächen zeigen zur Seite und die Finger Richtung Decke. — Ausatmend drehen Sie die Handflächen wieder nach oben um, rollen die Finger in die Hände ein und bringen die Hände zu den Schultern, dabei die Ellenbogen beugen. — Wiederholen Sie diese beiden Bewegungsabfolgen einige Runden lang. — Lassen Sie dabei den Atem weich fließen, versuchen Sie ihn sanft zu verlängern. Nehmen Sie bewusst die natürlichen Pausen zwischen der Ein- und Ausatmung wahr und dehnen Sie diese gern nach Bedarf auch etwas länger aus. Atmen Sie entspannt in Ihrem ganz eigenen Tempo. — Bleiben Sie entspannt und locker in den Schultern. Wenn diese zu schwer werden, machen Sie eine Pause und starten danach eine weitere Runde. — Abschließend legen Sie die Hände in Ihrem Schoß zusammen und spüren ein paar Atemzüge lang nach.

 Tipp: Sie können die Atmung auch im Stehen praktizieren.

YOGA-FLOW

All in one: 15 Minuten

⌐ Wir haben Ihnen zwei extra Sets zusammengestellt, die alle Aspekte der verschiedenen Yogaschwerpunkte umfassen: ein kurzes, 15-minütiges Set, um in Schwung zu kommen, wenn Sie einmal wenig Zeit haben, und ein extralanges Set, das 60 Minuten dauert – für eine intensive Yogapraxis.

Keep it short and simple: 15 Minuten Yoga-Quickie

Sitzen Sie in Stille, beobachten Sie Ihren Atem und nehmen Sie wahr, wie Sie sich gerade fühlen.

Meditation: Kommen Sie in einen einfachen Sitz, schließen Sie die Augen und lassen Sie Ihren Atem natürlich fließen.

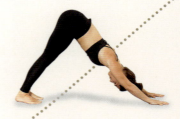

3. Herabschauender-Hund-Planke-Flow (Adho Muhka Svanasana, Seite 51)

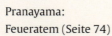

Pranayama: Feueratem (Seite 74)

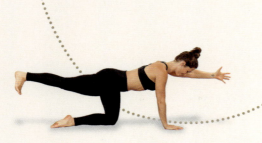

2. Sonnengrüße (Seite 44): 3–5 Runden. In der letzten Runde die Babykobra 5 Atemzüge halten, zurück in den herabschauenden Hund kommen und 5 Atemzüge halten.

1. Katze-Tiger-Flow (Vyaghrasana Variante, Seite 50)

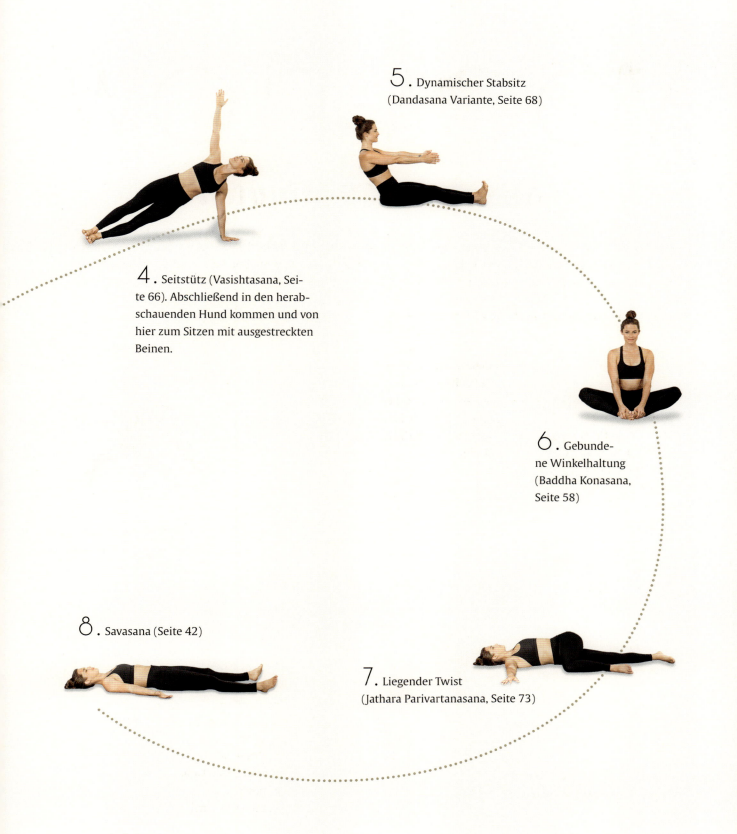

5. Dynamischer Stabsitz (Dandasana Variante, Seite 68)

4. Seitstütz (Vasishtasana, Seite 66). Abschließend in den herabschauenden Hund kommen und von hier zum Sitzen mit ausgestreckten Beinen.

6. Gebundene Winkelhaltung (Baddha Konasana, Seite 58)

8. Savasana (Seite 42)

7. Liegender Twist (Jathara Parivartanasana, Seite 73)

YOGA-FLOW

All in one: 60 Minuten

Long Yoga-Flow: 60 Minuten Intensiv-Yoga
Das extralange Yoga-Set ist ideal, wenn Sie mehr Zeit haben und alle Aspekte unserer Übungsreihen kombinieren möchten.

Wir verbinden an einigen Stellen die einzelnen Übungen mit einem Sonnengruß, um die Hitze im Körper zu halten. Ist das zu viel, lassen Sie ihn einfach aus und kommen Sie direkt in die nächste Position. Halten Sie die einzelnen Übungen 3–8 Atemzüge. Sie können auch mehrere Durchgänge einer Asana üben. Machen Sie zwischendurch Pausen in der Haltung des Kindes (Seite 81), wenn Sie erschöpft sind.

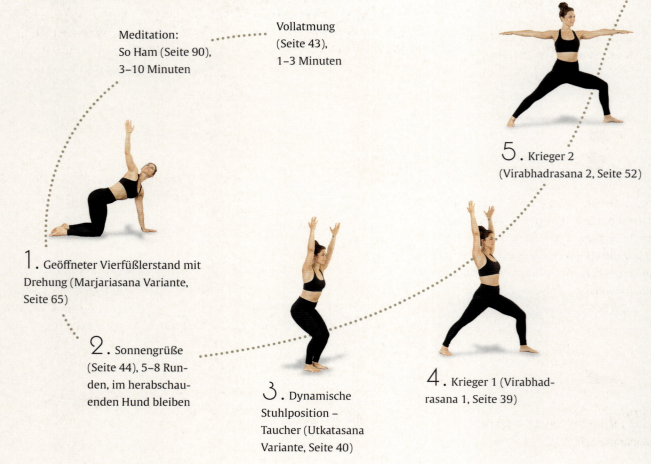

Meditation: So Ham (Seite 90), 3–10 Minuten

Vollatmung (Seite 43), 1–3 Minuten

1. Geöffneter Vierfüßlerstand mit Drehung (Marjariasana Variante, Seite 65)

2. Sonnengrüße (Seite 44), 5–8 Runden, im herabschauenden Hund bleiben

3. Dynamische Stuhlposition – Taucher (Utkatasana Variante, Seite 40)

4. Krieger 1 (Virabhadrasana 1, Seite 39)

5. Krieger 2 (Virabhadrasana 2, Seite 52)

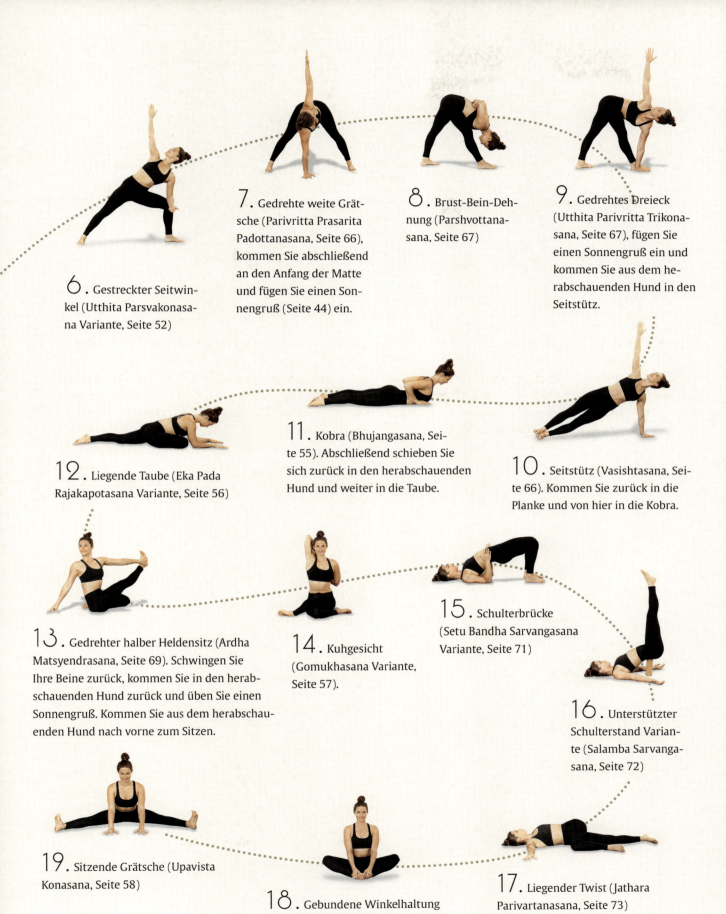

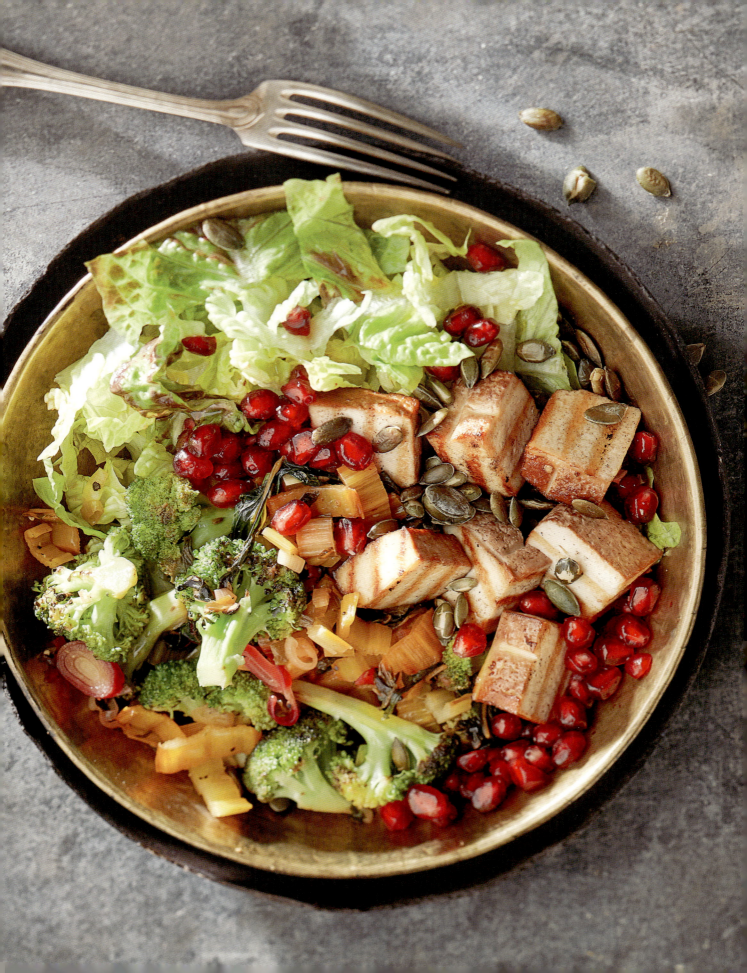

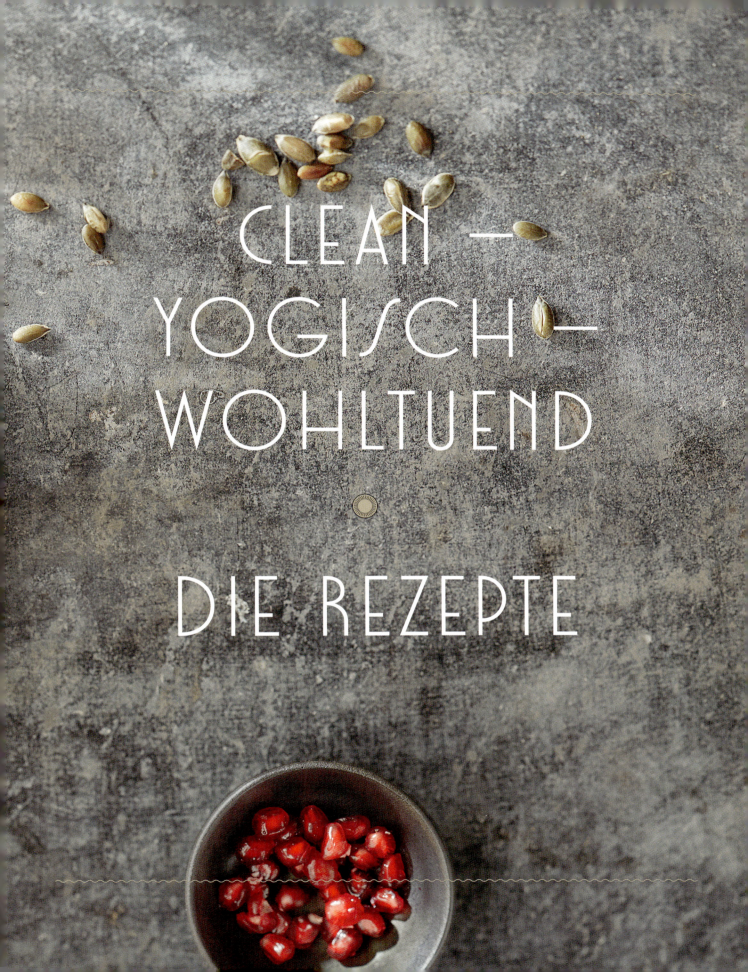

CLEAN — YOGISCH — WOHLTUEND

DIE REZEPTE

LEBENSMITTEL FÜR DEN YOGA-BODY

Welche Lebensmittel sind gut für meinen Körper? Womit kann ich abnehmen? Wie könnte mein Speiseplan aussehen? Unsere Infos, Tipps und unser Baukastensystem helfen Ihnen bei der Auswahl.

Für einen tollen, straffen und fitten Body ist eine kohlenhydrat- und fettmoderate sowie eiweißreiche Ernährung empfehlenswert. Neben der Menge der Nahrung ist auch die Art der Lebensmittel wichtig, denn einige können Heißhunger verursachen und so zu mehr Essen verleiten.

Was kommt auf den Teller?

Die von uns ausgesuchten leckeren Rezepte helfen Ihnen beim Abnehmen und versorgen Sie mit allem, was Sie für einen gesunden Geist und Körper brauchen. Die Hälfte des Tellers sollte genug Platz für Gemüse haben. Ein Viertel vom Teller sollte etwas Eiweißreiches sein, der Rest gute Fette und eine ausreichende kohlenhydratreiche Beilage, am besten aus Vollkorn.

Ohne Eiweiß geht es nicht!

Eiweiß macht satt, kurbelt den Stoffwechsel an, erhält Muskelmasse, stabilisiert den Blutzucker und verhindert Heißhunger. Eine eiweißreiche Ernährung kann dabei helfen, Übergewicht vorzubeugen oder es zu verringern. Bevorzugen Sie hochwertige Eiweißquellen wie Eier, von Natur aus fettarme Milchprodukte, Hülsenfrüchte, Nüsse, Getreide, Gemüse und Kartoffeln – am besten in Kombination miteinander, denn so erhöht sich die Eiweißqualität noch mehr. Bohnen mit Mais, Kartoffeln mit Quark, Haferflocken mit Joghurt oder Brokkoli mit Linsen sind ideale Kombis.

Fett ja, aber das »gesunde«

Versuchen Sie möglichst, den Verzehr von tierischen Fetten wie Butter, fettreichem Käse und Sahne zu reduzieren. Diese enthalten reichlich gesättigte Fettsäuren und dienen dem Organismus nur als Energielieferant. Eine überhöhte Fettzufuhr durch Koch- und Streichfette, besonders aber durch versteckte Fette in Brotaufstrichen, fettreichen Milchprodukten, Kuchen, Dips und Soßen ist eine der Hauptursachen von Übergewicht.

Bevorzugen Sie hochwertige Pflanzenöle. Zum Kochen und Backen geeignete Pflanzenöle mit vielen ungesättigten Fettsäuren sind beispielsweise Olivenöl, Rapsöl, Sojaöl und Sesamöl. Zum schonenden Dünsten oder Braten (bis ca. 170° C) kann Olivenöl oder Rapsöl eingesetzt werden. Zum Braten kann außerdem Kokosöl verwendet

CLEAN – YOGISCH – WOHLTUEND: DIE REZEPTE

werden, das durch die mittelkettigen Triglyceride (MCT) leicht verdaulich ist und durch diese Fettsäuren Energie liefert, ohne träge zu machen. Für Salate eignen sich z. B. Weizenkeimöl, Walnussöl, Leinöl. Achten Sie auch auf versteckte Fette, die in Feinkostsalaten, Milchprodukten, Käse, Kuchen, Süßigkeiten, Backwaren und Soßen zu finden sind, und bevorzugen Sie vorwiegend von Natur aus fettarme Lebensmittel, wie Joghurt, saure Sahne, Quark, Skyr, Frischkäse und Hüttenkäse.

Tipp: Verwenden Sie keine Light-Produkte. Diese sind nur vermeintlich leichte Lebensmittel und enthalten reichlich zugesetzten Zucker.

Ein Teller voll Gemüse

Machen Sie Ihren Teller immer mindestens zur Hälfte mit Gemüse voll. Gemüse und auch zuckerarmes Obst haben viel Volumen, wenig Energie, wenig Kalorien und wenig Kohlenhydrate. Die enthaltenen Ballaststoffe haben eine gute Quellfähigkeit und können dadurch das Nahrungsvolumen vergrößern. Ist der Magen gefüllt, signalisiert er dem Gehirn »Ich bin satt«. Insbesondere basenreiches Gemüse, z. B. Gurke, Fenchel, Sellerie, Brokkoli und Spinat, neutralisieren die Säuren im Körper und geben uns neue Energie. Sie wirken entgiftend und aktivieren den Stoffwechsel. Bei der Auswahl der Zutaten für unsere Rezepte haben wir auf viel frisches Gemüse gesetzt. Die Rezepte sind voller Vitamine, Mineral- und Ballaststoffe und passen toll zur yogischen Ernährungsform.

Bevorzugen Sie zuckerarmes Obst

Achten Sie bei Obst auf zuckerarme Sorten und essen Sie nicht mehr als zwei Portionen am Tag. Wählen Sie dabei Beerenobst, Kiwi, Wassermelone, Äpfel, Birnen und Zitrusfrüchte. Diese enthalten weniger Zucker und Kalorien.

Greifen Sie außerdem zu viel Obst und Gemüse mit reichlich Vitamin C. Dieses Antioxidant kann gegen Dellen an den Oberschenkeln helfen, da es am Aufbau vom Bindegewebe beteiligt ist. Es sorgt für ein festes Grundgerüst. So machen sich Brokkoli, Kohl, Paprika, Kiwi, Beerenobst und Zitrusfrüchte toll auf dem Speiseplan. Außerdem ist Grapefruit als Fatburner geeignet. Die enthaltenen Bitterstoffe schicken die Fette in die Zellen zum Verbrennen und verhindern die Ablagerung an Hüfte und Bauch.

Starten Sie den Morgen gleich mit einem Glas Zitronenwasser. Die basische Zitrusfrucht ist bekannt für ihren Entschlackungs- und Entgiftungseffekt. Das reichlich enthaltene Vitamin C lässt das Fett schmelzen. Durch das Vitamin produziert der Körper das für eine optimale Fettverbrennung wichtige Hormon Noradrenalin. Dieser Botenstoff hilft dabei, das Fett aus den Fettzellen herauszulösen.

Kohlenhydrate ja, aber in der richtigen Menge und Art

Bevorzugen Sie komplexe Kohlenhydrate und vermeiden Sie zuckerreiche Lebensmittel und Produkte mit schnell verfügbaren Kohlenhydraten. Weißmehlbrötchen, Süßigkeiten, zuckerhaltige Getränke und Fast Food können zu Heißhunger und Übergewicht führen. Diese Produkte enthalten reichlich schnell verwertbare Kohlenhydrate, die den Blutzuckerspiegel rasch ansteigen lassen. Die Insulinausschüttung wird verstärkt und der Blutzuckerspiegel sinkt unter den Normalwert. Die Folge: Wir bekommen eine Unterzuckerung und Heißhunger.

Länger satt machen hingegen ballaststoffreiche Produkte mit komplexen Kohlenhydraten, wie z. B. Vollkorngetreide, Gemüse, Nüsse und Hülsenfrüchte. Diese Kohlenhydrate gelangen nach und nach ins Blut, Insulin wird nur langsam ausgeschüttet und der Blutzucker wird langsam abgebaut. Die Sättigung hält länger an und Heißhunger kommt gar nicht erst auf. Übrigens verhindert Insulin auch die Fettverbrennung. Die Kohlenhydratmenge richtet sich nach der Aktivität. Wer sich viel bewegt, kann auch mehr Kohlenhydrate essen.

Trinken Sie sich schlank

Reichlich trinken ist für Gesundheit, Fitness und Leistungsfähigkeit wichtig. Die besten Durstlöscher sind Wasser und ungesüßter Kräutertee. So können die Giftstoffe gut abtransportiert und die Entgiftungsorgane durchgespült werden. Wasser dient als Lösungsmittel, Baustoff, Transportmittel und reguliert durch den Schweiß unsere Körpertemperatur. Auch der Stoffwechsel und die Verdauung werden durch viel Trinken angeregt und der Körper verbrennt pro Tag bis zu 200 Kalorien mehr.

CLEAN – YOGISCH – WOHLTUEND: DIE REZEPTE

Essen aufpimpen

Verwenden Sie häufig Booster-Zutaten wie Ingwer, Chili, Senf, Pfeffer oder Cayennepfeffer, denn diese Zutaten heizen von innen ein und die ätherischen Öle wirken entgiftend auf den Körper. Insbesondere der Scharfmacher Capsaicin, der beispielsweise in der Chilischote enthalten ist, regt den Stoffwechsel, die Fettverbrennung und das Gehirn an und lässt die Glückshormone (Endorphine) ausschütten.

Regelmäßige Mahlzeiten verhindern Heißhunger

Geben Sie Ihrem Alltag eine klare Struktur und planen Sie drei ausgewogene Mahlzeiten über den Tag verteilt ein. Lassen Sie keine Mahlzeit ausfallen. So bleibt der Blutzucker konstant und der Stoffwechsel aktiv. Jede Mahlzeit sollte immer etwas Eiweißreiches beinhalten, wie z. B. eine Gemüsepfanne mit Kichererbsen, Rohkostsalat mit Feta, Quark mit Beeren und Haferflocken oder Quinoa mit Paprika und Hüttenkäse. So bleiben Sie länger satt. Unsere Rezepte bieten für den ganzen Tag etwas Leckeres für Sie. Vom Frühstück bis zum Snack ist alles dabei.

Achten Sie darauf, dass Sie Ihre Mahlzeit nicht mit einem Völlegefühl beenden, sondern bei einer etwa 80-prozentigen Sättigung bleiben. Das ist genau die passende Menge. Haben Sie einen kleinen Hunger, helfen bei Bedarf zwischendurch eiweißreiche Snacks wie Kräuterquark mit

So könnte Ihr Tagesplan aussehen: Baukastensystem für einen Tag

Lebensmittelgruppe	Portionen pro Tag	1 Portion
Getreide/Kartoffeln	3	1 Scheibe Vollkornbrot (à 50 g) 1 Vollkornbrötchen (à 50 g) 2 Scheiben Knäckebrot 2–3 EL Vollkornhaferflocken, Hirseflocken, Dinkelflocken, Basis-Müsli (ohne Zucker) 100 g Kartoffeln, Hirse, Quinoa, Buchweizen, Vollkornreis, -nudeln (gegart)
Milchprodukte	3–4	1 Scheibe Käse 30–45 % F. i. Tr. (50 g) 1 Becher fettarmer Joghurt (150 g) 1 Glas fettarme Kuhmilch (200 ml) 150 g Magerquark 200 ml Buttermilch 2 EL Frischkäse (30 g)
Sojaprodukte, Eier oder Hülsenfrüchte	1–2	60 g Hülsenfrüchte, getrocknete Linsen, Bohnen, Kichererbsen 1 Ei 100 g Tofu
Gemüse und Salat	3+++	2 Handvoll Gemüse gekocht oder roh
Obst	2	1 Handvoll Obst (150 g) 1 Stück Obst 1 Avocado (50 g) 1 Handvoll Nüsse (25 g)
Fett	3	1 EL Pflanzenöl (10–15 g) 2 TL Butter (10–15 g) 2 EL Essig-Öl-Dressing 1 EL Sahne
Extras	1	2 TL Honig/Marmelade 1 Riegel Schokolade 1 Kugel Eis 1 Stück Obstkuchen 3 Kekse
Getränke	6	1 Glas mit 300 ml Wasser, Früchte- oder Kräutertee, Saftschorle höchstens 2–3 Tassen Kaffee oder Tee

CLEAN – YOGISCH – WOHLTUEND: DIE REZEPTE

Gemüsestreifen, ein Naturjoghurt, Buttermilch, Hüttenkäse oder ein Ei. Ein Notfallsnack, z. B. Nüsse oder Mandeln, sollte immer bereitliegen.

Sie wollen Ihren Speiseplan täglich einfach zusammenstellen können und keine Kalorien zählen? Wir haben für Sie ein Baukastensystem entwickelt, mit dem Sie sich Ihre Mahlzeiten aus den unterschiedlichen Lebensmittelgruppen flexibel zusammenstellen können. So können Sie auch Ihre Essvorlieben integrieren.

Die Tabelle zeigt, wie viele Portionen Sie von welcher Gruppe essen können und wie eine Portion aussieht.

Sie können alles essen – es kommt nur darauf an, wie viel Sie essen. Deswegen ist in den Empfehlungen auch eine Portion Süßigkeiten eingeplant – abgesehen von der Detoxphase. In der Detoxphase können Sie mit Trockenobst, Bananen, Nüssen oder dunkler Schokolade Ihren Süßhunger stillen.

Stolpersteine bei der gesunden Ernährung

— Sie sind gut dabei und setzen Ernährung und Yoga wunderbar um. Klasse, so soll es weitergehen! Doch es gibt immer wieder Momente und kleine Stolpersteine, die Ihr Vorhaben durchkreuzen oder verlangsamen können. Lassen Sie sich davon nicht beeindrucken und bleiben Sie stark. Wir haben einige Tipps und Ideen zusammengestellt, um die Stolpersteine zu umgehen:

Restaurantbesuch, Einladungen und Feste

Sie haben viele Geschäftstermine, sind oft eingeladen oder feiern gerne. Kein Problem! Mit ein paar Regeln klappt es auch außerhalb der vier Wände mit einer ausgewogenen Ernährung.

— Wählen Sie gezielt Lokale mit einer frischen und gesunden Küche aus. So fällt es leichter, vitalstoffreich und kalorienmoderat zu essen.
— Wenn Sie wissen, wann Sie essen gehen bzw. eingeladen sind, gestalten Sie Ihre anderen Mahlzeiten entsprechend gesünder, leichter und kalorienreduzierter. So brauchen Sie kein schlechtes Gewissen zu haben, wenn Sie eine Pizza bestellen oder den Nachtisch essen wollen. Oder legen Sie eine zusätzliche Einheit Yoga ein.
— Suchen Sie aus der Speisekarte gesunde Gerichte aus, z. B. Salat, Gemüsepfanne oder ein leichtes Reisgericht.
— Vermeiden Sie zu viel Alkohol, das Brot vorweg oder ein üppiges Menü.

Keine Zeit? Kein Problem!

Sie haben viel zu tun, Stress bei der Arbeit oder mit der Familie. Da bleiben eine gesunde Ernährung und die Bewegung gerne auf der Strecke. Doch das muss nicht sein. Insbesondere Yoga und Bewegung bauen Stress ab, entspannen und schenken Energie. Setzen Sie Prioritäten!

— Planen Sie regelmäßig Ihre Einheit ein. Stehen Sie 15 Minuten eher auf, um Ihr Frühstück und Mittagessen vorzubereiten oder Ihre erste Yoga-Einheit zu absolvieren.
— Kochen Sie das Mittagessen schon am Abend vor, dann brauchen Sie sich darüber keine Gedanken mehr zu machen.
— Probieren Sie zum Frühstück mal ein Porridge. Das ist schnell gemacht, Sie benötigen nur 5–10 Minuten: Gießen Sie 150 ml Milch in einen Topf, geben Sie 3–4 EL Haferflocken, 1 EL Leinsamen und etwas Obst dazu, lassen Sie alles aufkochen. Nehmen Sie es vom Herd nehmen und lassen Sie alles quellen. In der Zwischenzeit können Sie sich anziehen oder im Bad frischmachen. Essen Sie den Brei noch in Ruhe zu Hause oder nehmen Sie ihn in einem Glas verpackt mit zur Arbeit.
— Couscous, Zucchini, Paprika, Eier, Tofu, Tomaten oder Spinat – das sind alles Zutaten, die nur eine kurze Garzeit haben. Den Couscous mit der doppelten Menge kochendem Salzwasser aufgießen und ziehen lassen. Gemüse putzen, waschen und grob schneiden. Etwas Öl erhitzen, Gemüse und Tofu 5–8 Minuten andünsten. Würzen und mit etwas Joghurt zum Couscous servieren. So schnell kann es gehen.

101

CLEAN – YOGISCH – WOHLTUEND: DIE REZEPTE

Ernährung für einen aktiven Stoffwechsel

Wenn es um Abnehmen und Fettverbrennen geht, reden wir auch immer über den Stoffwechsel. In unserem Körper gibt es ganz verschiedene Stoffwechsel, jedoch ist umgangssprachlich meist der Energie- bzw. Fettstoffwechsel damit gemeint. Dieser Stoffwechsel sortiert unsere täglich aufgenommene Nahrung in das, was genutzt werden kann, und das, was nicht benötigt wird. Das, was benötigt wird, wird in Energie umgewandelt, zu den Körperzellen transportiert oder abgespeichert. So werden alle Funktionen im Körper auf Trab gehalten, mit Energie versorgt, Zellen aufgebaut, erneuert und regeneriert. Nur durch einen aktiven Stoffwechsel können wir Gewicht verlieren. Menschen mit einem langsamen Stoffwechsel haben häufiger Übergewicht und nehmen schnell zu. Menschen mit einem aktiven Stoffwechsel sind eher schlank und normalgewichtig und können ihr Gewicht gut halten. Möchten diese Personen noch ein oder zwei Pfund verlieren, ist das für sie oft kein Problem. Bei einem aktiven Stoffwechsel sind die Kalorien aus dem Essen und Trinken schnell verfügbar, die Nährstoffe werden verbrannt und Fett wird erst gar nicht abgespeichert.

Insbesondere jüngere Menschen und Menschen mit einer größeren Muskelmasse haben einen schnelleren Stoffwechsel. Neben dem Alter und unserer Ernährungsweise beeinflussen auch die Hormone unseren Stoffwechsel, der sich beispielsweise vor allem während der Wechseljahre dadurch verändert. Mit ausreichend Bewegung und Muskelaufbau und vor allem durch eine ausgewogene Ernährung bringen Sie aber auch einen trägen Stoffwechsel wieder auf Trab. Mit Yoga und einer stoffwechselaktivierenden Ernährung bauen Sie Muskelmasse auf, erhöhen so Ihren Grundumsatz und regen dadurch Stoffwechsel und Kreislauf an. Die Fettverbrennung und die Selbstreinigung des Körpers werden gefördert, das Gewicht pendelt sich im natürlichen Normalzustand, im Gleichgewicht ein.

Aktivierende Rezepte

Mit unseren Rezepten und den dafür herausgesuchten Lebensmitteln können Sie Ihren Stoffwechsel anregen, die Zellen aktivieren und die Muskeln mit Nahrung versorgen. Die kohlenhydratreichen Zutaten schenken Ihnen lang anhaltend Energie und gute Laune. Die Rezepte geben Kraft und versorgen Ihre Zellen mit Sauerstoff. Durch die Übungen gelangt der Sauerstoff besser in alle Körperteile. So kurbeln Sie Kreislauf, Stoffwechsel und die Fettverbrennung richtig an.

Eiweiß

Außerdem ist Eiweiß wichtig für einen aktiven Stoffwechsel. Eiweiß liefert zwar ähnlich viele Kalorien wie Kohlenhydrate (4 kcal pro g), doch sie werden vom Körper anders verarbeitet. Ein Viertel bis ein Drittel der Kalorien, die im Eiweiß stecken, werden als Energie direkt verwendet. Eiweiße dienen als Baustoff für Zellen, Muskeln, Enzyme und Hormone. Sie werden nicht abgespeichert, sondern »verheizt«, dadurch entsteht die sogenannte Thermogenese. Durch sie ist der Organismus noch mehr gefordert und arbeitet intensiver. So wird die Fettverbrennung angekurbelt und Ihre hartnäckigen Pfunde werden zum Schmelzen gebracht.

Eiweiß sättigt gut und lang anhaltend und stabilisiert den Blutzuckerspiegel. Eine eiweißreiche Ernährung unterstützt das Abnehmen und hilft, das Gewicht zu halten. Zudem nähren Sie die Muskeln. Werden sie trainiert können, sie sich mit dem Eiweiß aus der Nahrung aufbauen – dadurch werden Grundumsatz und Stoffwechsel erhöht. Fettarme Milchprodukte wie Quark, Hüttenkäse, Joghurt, Buttermilch sowie Eier liefern hochwertige Proteine. Greifen Sie außerdem zu pflanzlichen Eiweißquellen wie Hülsenfrüchten, Sojaprodukten, Nüssen, Quinoa, Hirse, Gemüse und Hafer.

»Scharfmacher«

Verwenden Sie häufig Ingwer, denn der heizt von innen ein und aktiviert den Körper. Auch der Scharfmacher Capsaicin, der in der Chilischote enthalten ist, regt den Stoffwechsel, die Fettverbrennung und das Gehirn an und lässt die Glückshormone Endorphine ausschütten. Ebenso wirken Ingwer, Senf, Meerrettich und Pfeffer anregend.

Kalzium

Besonders die kalziumreichen Lebensmittel wie Brokkoli, grüne Salate, Kräuter, Haferflocken, Sesam, Mandeln, fettarme Milchprodukte und kalziumreiches Mineralwasser

CLEAN – YOGISCH – WOHLTUEND: DIE REZEPTE

(> 150 mg Kalzium pro 1 l Wasser) sollten reichlich verzehrt werden. Der Körper benötigt etwa 1.000 mg am Tag von diesem Mineralstoff. Liegt ein Kalziummangel vor, wird die Fettverbrennung behindert und die Bildung von Speckröllchen ist vorprogrammiert. Eine ausreichende Kalziumversorgung hingegen kurbelt den Stoffwechsel an und unterstützt die Fettverbrennung.

Vitamin C und Eisen
Darüber hinaus pushen Granatapfel, Beeren und Zitrusfrüchte mit dem darin enthaltenen Vitamin C die Stimmung und den Fettstoffwechsel. Vitamin C sorgt dafür, dass Eisen vom Körper gut aufgenommen wird. So kann Sauerstoff ins Gehirn gelangen, das macht wach. Übrigens sind Getreidekörner, Hülsenfrüchte, grünes Gemüse, Nüsse und Trockenobst reich an Eisen.

Top-Stoffwechsel-Lebensmittel:
- Milchprodukte
- Sojaprodukte
- Hülsenfrüchte, z. B. Linsen, Erbsen, Bohnen
- kalziumreiches Gemüse, z. B. Brokkoli, grüne Salate, Kräuter
- Vitamin-C-reiches Obst, z. B. Granatapfel, Beeren, Zitrusfrüchte
- Getreide, z. B. Quinoa, Haferflocken, Hirse
- Nüsse und Samen
- Chilischote
- Ingwer

Ernährung für die Tiefenmuskulatur

- Die Lieblingsnahrung unserer Muskeln ist Eiweiß, denn es sorgt für Regeneration und Nahrung beim Aufbau der Muskulatur. Die Proteine sind stickstoffhaltige Stoffe und aus mehreren Eiweißbausteinen zusammengesetzt. Die Muskelfasern bestehen größtenteils aus verschiedenen Aminosäuren. Gerade beim Abnehmen ist ein Muskelaufbautraining sehr wichtig. Mit einem gezielten Training und mit ausreichender Eiweißversorgung wird das Wachstum der Muskeln angeregt und der Körper in Form gebracht. Besonders für die Phase des Muskelaufbaus ist etwa 1 g Eiweiß pro Körpergewicht empfehlenswert. Planen Sie deshalb zu jeder Mahlzeit eine eiweißhaltige Komponente mit ein. Ein guter Mix aus verschiedenen Proteinen, am besten aus tierischen und pflanzlichen Eiweißen, ist gut für die biologische Wertigkeit und somit auch gut für unseren Körper verfügbar.

Milchprodukte sind sehr wichtige Lebensmittel für unsere tägliche Ernährung. Sie enthalten wertvolle Nährstoffe, wie Eiweiß, Kalzium, Vitamin D, Magnesium, Jod, Zink und Vitamine der B-Gruppe. Besonders Magerquark mit viel Eiweiß und wenig Fett ist ein richtiger Schlank-Booster und unterstützt Sie dabei, Ihr Gewicht zu halten.

So ergänzen sich Kartoffeln, Reis, Bohnen oder Quinoa wunderbar mit Milchprodukten, Hülsenfrüchten und Eiern. In unseren Rezepten finden Sie ideale schmackhafte Kombinationen.

Zudem benötigen die Muskeln komplexe Kohlenhydrate zur Regeneration und für genügend Energie. Insbesondere wer intensiv trainiert und den Körper in den Yoga-Sequenzen fordert, sollte auf eine ausreichende Kohlenhydratzufuhr achten. Liegen keine Kohlenhydrate auf dem Teller, können Sie unter Ermüdungserscheinungen und Energieeinbußen leiden. So können negative Motivation und Kraftlosigkeit entstehen. Auch hier ist die richtige Auswahl sinnvoll. Wählen Sie Kohlenhydrate aus, die vom Körper länger aufgespalten werden und den Blutzuckerspiegel nicht so stark ansteigen lassen: Vollkorngetreide, Gemüse, Kartoffeln und Hülsenfrüchte sind hier die beste Wahl. Auch Fette dürfen in der richtigen Auswahl und Menge nicht fehlen. Insbesondere mehrfach ungesättigte Fettsäuren sorgen für eine gute Leistungsfähigkeit, sind wichtig für den Muskelaufbau und zum Abnehmen. Pflanzliche Fette und Öle, Nüsse, Oliven, Avocado, Samen und Getreide sind hier die beste Wahl.

Top-Muskelmacher-Lebensmittel:
- Milchprodukte
- Sojaprodukte
- Kartoffeln
- Hülsenfrüchte, z. B. Linsen, Erbsen, Bohnen
- Vollkorngetreide, z. B. Quinoa, Haferflocken, Hirse
- Nüsse und Samen

CLEAN – YOGISCH – WOHLTUEND: DIE REZEPTE

⌐ Avocado
⌐ pflanzliche Öle

Ernährung für die Entgiftung/Verdauung

⌐ Um den Körper auf das Abnehmen umzustellen, ist eine Entgiftung empfehlenswert. Mit der Entgiftung entlasten Sie Ihre Verdauung, kurbeln Ihren Stoffwechsel an und bauen Stress ab. Leber, Nieren, Darm, Bauchspeicheldrüse, Galle und Milz, die für die Entgiftungsarbeit im Körper zuständig sind, bekommen eine kleine Auszeit – und können dann später ihren Aufgaben wieder besser nachkommen. Sie kurbeln die Fettverbrennung Ihres Körpers an. Überflüssige Pfunde verschwinden, Ihre Figur wird wieder fester und straffer, Ihre Haut reiner. Sie haben mehr Energie, sind motiviert und voller Lebenslust. Bei diesen sichtbaren Erfolgen fällt es leicht, länger dabeizubleiben.

Durch die Detox-Rezepte können Sie Ihr Essverhalten klären und sich für eine neue Ernährungsweise motivieren. Auch der Darm wird sich freuen. Die Darmflora kommt wieder in Balance und kann die Nährstoffe, die Sie über die Nahrung zu sich nehmen, besser verarbeiten. So haben Sie die Möglichkeit, wieder gut zu verdauen. Ein gesunder Darm hält fit, stärkt das Immunsystem und macht schlank. Frisch geputzt können Leber und Darm wieder die volle Leistung bringen.

Die Kombination von Yoga- und Pranayamaübungen und darmfreundlichen Detox-Rezepten ist besonders effektiv, da der Verdauungstrakt gleich dreifach in Bewegung gebracht wird. Die bewusste Atmung sorgt für Bewegung, die Asanas bringen das ganze Verdauungssystem in Bewegung und die in den ausgesuchten Zutaten enthaltenen Inhaltsstoffe wirken regenerierend auf die Organe, anstatt sie zu belasten. Die Rezepte unterstützen die Entgiftung und Reinigung und wirken entlastend auf den Körper. Weg mit der Schwere, her mit der Leichtigkeit!

Basenreiches Obst und Gemüse wie Gurke, Wassermelone, Zucchini, Fenchel, Sellerie und Kartoffeln neutralisieren die Säuren im Körper und geben uns neue Energie. Diese versorgen ihn mit reichlich Mineralstoffen und Flüssigkeit.

Gewürze und Kräuter wie Kurkuma, Koriander und Minze unterstützen den Vorgang, sind anregend, wirken entgiftend und aktivieren den Stoffwechsel. Besonders die kalziumreichen Lebensmittel wie grüne Salate, Kräuter, basenreiches Getreide und Milchprodukte sorgen für eine Entsäuerung des Körpers und helfen dem Körper, Fett zu verbrennen.

Kaliumlieferanten wie Spargel, Avocado und Melonen wirken entwässernd, klärend und reinigend. Die Bitterstoffe, z. B. in Radicchio, Brokkoli oder Grapefruit, regen die Verdauung an und führen zu einer schnelleren Sättigung. Dabei beugen sie Heißhunger vor, da der Appetit auf Süßigkeiten vermindert wird. Grapefruit ist außerdem als Fatburner geeignet. Die enthaltenen Bitterstoffe schicken die Fette in die Zellen zum Verbrennen und verhindern die Ablagerung an Hüfte und Bauch. Milchgesäuerte Produkte wie Quark, Kefir, Buttermilch und Joghurt sorgen für Balance im Darm und eine gute Verdauung.

Top-Detox-Lebensmittel:

⌐ basenreiches Obst und Gemüse, z. B. Gurke, Wassermelone, Zucchini, Fenchel, Sellerie, Kartoffeln
⌐ Kaliumlieferanten, z. B. Spargel, Avocado, Melonen
⌐ kalziumreiche Lebensmittel, z. B. grüne Salate, Kräuter, Milchprodukte
⌐ basenbildendes Getreide, z. B. Quinoa, Buchweizen, Hirse
⌐ Bitterstoffe, z. B. in Radicchio, Brokkoli, Grapefruit
⌐ milchgesäuerte Produkte wie Quark, Kefir, Buttermilch, Joghurt
⌐ Gewürze und Kräuter, z. B. Kurkuma, Koriander und Minze

Ernährung für das Bindegewebe

⌐ Für das Bindegewebe ist die Aminosäure Lysin wichtig, die bei der Synthese und zur Herstellung von Kollagen benötigt wird. Lysin ist in Milchprodukten, Vollkornprodukten, Walnüssen, Buchweizen, Erbsen oder in Quinoa enthalten. Darüber hinaus ist eine ausreichende Eiweißzufuhr für ein festes Bindegewebe notwendig. Für straf-

CLEAN – YOGISCH – WOHLTUEND: DIE REZEPTE

fe Konturen sorgen Sojabohnen, Erbsen und andere Hülsenfrüchte, Erdnüsse und Milchprodukte.

Greifen Sie außerdem zu viel Obst und Gemüse. Besonders Vitamin C ist am Aufbau vom Bindegewebe beteiligt. Es sorgt für ein festes Grundgerüst. So machen sich Brokkoli, Kohl, Paprika, Kiwi, Beerenobst und Zitrusfrüchte toll auf dem Speiseplan. Kombinieren Sie außerdem die eiweißreichen und Vitamin-C-haltigen Speisen mit dem Mineralstoff Zink. Diese Kombination wird für die Kollagenbildung benötigt. Zink ist z.B. in Haferflocken und Kürbiskernen enthalten.

Vitamin A verleiht der Haut Frische und macht sie schön glatt. Das fettlösliche Vitamin ist wichtig zum Stabilisieren der Zellwände und wird zur Zellerneuerung benötigt. Darüber hinaus stärkt es die Sehkraft und unser Immunsystem. Vitamin A ist vor allem in Eigelb, Feldsalat, Paprika, Süßkartoffeln, Kürbis und Karotten enthalten.

Auch der Mineralstoff Silizium ist wichtig für ein straffes und elastisches Bindegewebe. Gute Lieferanten sind Hirse, Hafer, Obst und Gemüse. Insbesondere kaliumreiche Lebensmittel wie Nüsse, Aprikosen, Bananen, Trockenobst, Spinat und Kartoffeln wirken entwässernd und festigen das Unterhautgewebe.

Darüber hinaus haben Kohlenhydrate, z.B. die in Schokolade und Honig, eine entspannende und regenerierende Wirkung, da diese Kohlenhydrate die Gute-Laune-Aminosäure Tryptophan ins Gehirn transportieren. Dort wird sie zu Serotonin umgewandelt. Das »Glückshormon« sorgt für gute Stimmung und Entspannung. Gute Tryptophanquellen sind auch Cashewkerne, Mohn, Sojabohnen und Bananen. Außerdem liefern Bananen und Trockenfrüchte viel Kalium. Das Mineral senkt den Blutdruck und wirkt ausgleichend. Auch Folsäure holt Sie aus dem Stimmungstief, denn sie ist entscheidend an der Produktion von Neurotransmittern wie Dopamin und Serotonin beteiligt. Enthalten ist Folsäure in Kichererbsen, Tomaten und grünem Gemüse. Darüber hinaus gibt es zahlreiche Gewürze, die eine beruhigende und stimmungsaufhellende Wirkung haben.

Top-Lebensmittel für ein straffes Bindegewebe:
- Milchprodukte
- Vollkornprodukte, z.B. Haferflocken Buchweizen, Hirse, Quinoa
- Hülsenfrüchte, z.B. Sojabohnen, Erbsen, Erdnüsse
- Walnüsse, Cashewkerne, Mohn, Kürbiskerne
- Bananen, Aprikosen, Trockenobst
- Brokkoli, Kohl, Paprika, Kiwi, Beerenobst und Zitrusfrüchte
- Süßkartoffeln, Kartoffeln, Gemüse
- Schokolade und Kakao

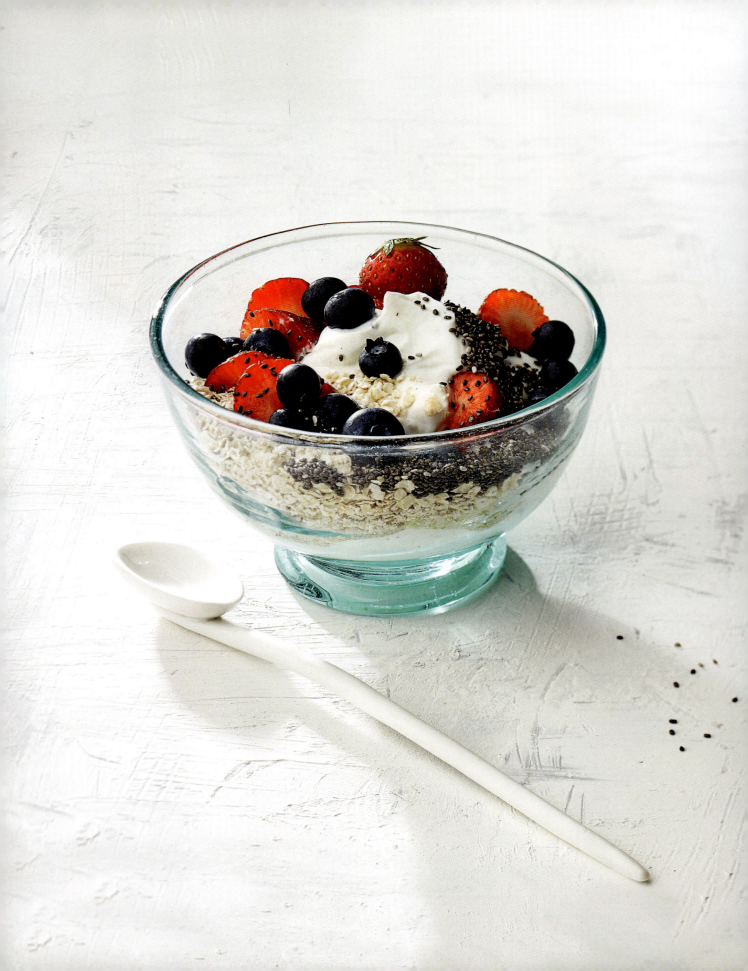

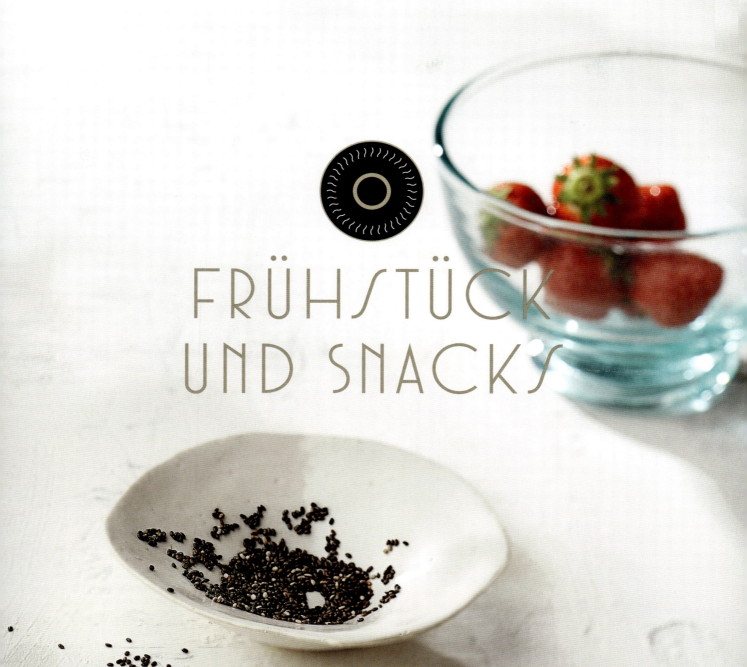

FRÜHSTÜCK UND SNACKS

FRÜHSTÜCK UND SNACKS

SKYR MIT BEEREN UND HAFERFLOCKEN

Für 2 Personen – Stoffwechsel

- 150 g Skyr
- 150 g stichfester Naturjoghurt
- 1 Prise Vanillepulver
- 2 getrocknete Datteln
- 100 g Erdbeeren
- 2 EL Heidelbeeren
- 6 EL kernige Haferflocken
- 1 EL Chiasamen

Zubereitungszeit 10 Min.

- Skyr mit Joghurt und Vanille glatt rühren.
- Datteln klein schneiden. Beeren waschen, putzen und klein schneiden.
- Obst, Flocken und Samen auf dem Skyr servieren.

Variante: Statt Skyr schmeckt das Frühstück auch mit der gleichen Menge Quark oder Sojajoghurt.

→ **ein echter Stoffwechsel-Booster!**

QUARK MIT BEEREN UND HAFERFLOCKEN

Für 2 Personen – Muskeln

- 150 g Magerquark
- 50 g stichfester Joghurt
- 4 EL Wasser
- 2 TL Leinöl
- 1 Prise Vanillepulver
- 100 g kernige Haferflocken
- 1 EL Leinsamen, geschrotet
- 1 EL Sesamsamen
- 1 TL Chiasamen
- 125 g Himbeeren, Heidelbeeren und Erdbeeren

Zubereitungszeit 5–10 Min.

- Quark mit Joghurt, Wasser, Öl und Vanille glatt rühren.
- Flocken und Samen vermischen. Obst putzen und waschen.
- Alles zusammen anrichten.

Tipp: Dieses Frühstück macht, durch das Eiweiß im Quark, nachhaltig satt.

→ **Powerquark mit Fruchtkomponente**

Rezept siehe Seite 106

FRÜHSTÜCK UND SNACKS

EXOTISCHE TOFU-SMOOTHIE-BOWL

Für 2 Personen – Muskeln

- 1 weiche Birne
- 100 g Mangofruchtfleisch
- 100 g Seidentofu
- 30–50 ml Wasser
- 1 TL Leinöl
- 1 TL Limettensaft
- 60 g kernige Haferflocken
- je 1 TL Sesam-, Chiasamen und Kürbiskerne
- 1 EL Gojibeeren
- 1 TL Kokosflocken

Zubereitungszeit 15 Min.

- Birne putzen, waschen und in Stücke schneiden. Mango in Stücke schneiden.
- Obst mit Seidentofu, Wasser, Öl und Saft in einem Standmixer fein pürieren und in zwei Bowls (Schalen) geben.
- Haferflocken mit den Samen und Kernen vermischen. Mix in einer Pfanne kurz trocken anrösten.
- Müslimix, Gojibeeren und Kokosflocken über die Smoothies streuen und servieren.

Variante: Schmeckt auch mit dem heimischen Superfood »Leinsamen« statt der exotischen Chiasamen. Diese enthalten ebenfalls reichlich Omega-3-Fettsäuren und Ballaststoffe.

→ **samtige Energie**

MELONEN-SMOOTHIE-BOWL

Für 2 Personen – Detox

- 1 Banane
- 50 ml Kefir
- 150 g Wassermelonenfruchtfleisch
- 50 g Himbeeren
- 4 EL Haferflocken
- 2 TL Leinsamen

Zubereitungszeit 10 Min.

- Banane schälen und in Stücke schneiden.
- Mit Kefir und Melone in einem Standmixer fein pürieren und in zwei Schalen füllen.
- Mit den Beeren und den restlichen Zutaten bestreut servieren.

→ **reinigendes Frühstück mit Vitalstoffen**

FRÜHSTÜCK UND SNACKS

GRAPEFRUIT-APFEL-CHIA-SMOOTHIE

Für 2 Personen – Detox

- 2 Grapefruits
- 1 Apfel
- 1 TL Chiasamen

Zubereitungszeit 5 Min.

- Den Saft der Grapefruits auspressen.
- Saft mit Apfel und Chiasamen in einem Standmixer pürieren.

Variante: Nehmen Sie Medikamente ein, sollten Sie Grapefruit vermeiden, denn die Frucht kann Wechselwirkungen verursachen. Verwenden Sie stattdessen Orangen.

→ **Fettverbrennaktivator**

BEEREN-MOLKE-DRINK

Für 2 Personen – Stoffwechsel

- 200 g Erdbeeren (TK oder frisch)
- 125 g Himbeeren (TK oder frisch)
- einige Rosmarinnadeln
- 200 ml Molke

Zubereitungszeit 10 Min.

- Erdbeeren und Himbeeren auftauen oder putzen und waschen.
- Erdbeeren, Himbeeren, Rosmarin und Molke in einen Standmixer geben und alles fein pürieren.

Tipp: Molke, die bei der Produktion von Käse als Nebenprodukt entsteht, ist sehr fett- und kalorienarm. Sie enthält reichlich Proteine und die Mineralstoffe Kalium und Kalzium sowie B-Vitamine.

→ **Stoffwechselaktivator**

QUINOA-BIRNEN-BREI

Für 2 Personen – Stoffwechsel

- 80 g Quinoa
- 1 Prise Vanillepulver
- 1 Prise Kurkumapulver
- 50 g getrocknete Kirschen
- 1 EL Chiasamen, geschrotet
- 1 EL Agavendicksaft
- 1 Spritzer Zitronensaft
- 2 weiche Birnen
- 1 EL Mandelmus

Zubereitungszeit 20 Min.

- Quinoa mit Vanille- und Kurkumapulver vermischen.
- Quinoa in der 2½-fachen Menge Wasser ca. 15 Min. kochen, dann zugedeckt quellen lassen.
- Kirschen klein hacken.
- Quinoa mit einer Gabel auflockern und mit Kirschen, Chiasamen, Agavendicksaft und Zitronensaft vermengen.
- Birnen waschen, halbieren, entkernen und in kleine Würfel schneiden.
- Brei mit Birnen und Mandelmus servieren.

Das passt dazu: Sojajoghurt oder Mandelmilch

warmer Start in den Tag

SCHOKO-HAFER-PORRIDGE

Für 2 Personen – Bindegewebe

- 300 ml Haferdrink
- 80 g kernige Haferflocken
- 1 TL Kakaopulver, stark entölt
- 1 Prise Vanillepulver
- 1 EL Chiasamen
- 1 EL Leinsamen, geschrotet
- 1 EL Mandeln, gehackt
- 125 g Heidelbeeren (frisch oder TK)
- 1 EL Granatapfelkerne

Zubereitungszeit 15 Min.

- Haferdrink mit Haferflocken, Kakaopulver und Vanille aufkochen und ca. 2 Min. köcheln lassen. Vom Herd nehmen und ca. 10 Min. quellen lassen. Chia- und Leinsamen untermischen.
- Mandeln trocken in einer Pfanne anrösten. Heidelbeeren waschen oder auftauen.
- Heidelbeeren, Granatapfelkerne und Mandeln über den Porridge geben und servieren.

Tipp: Chiasamen liefern viel Eisen, Kalzium, Omega-3-Fettsäuren und Aminosäuren. Zudem haben sie einen hohen Gehalt an Antioxidanzien. Diese schützen die Zellen und wirken als Anti-Aging-Mittel für eine schöne Haut.

Happy Morning

FRÜHSTÜCK UND SNACKS

SOMMERRÖLLCHEN MIT LIMETTEN-DIP

Für 2 Personen – Detox

- ¼ Gurke
- 2 Blätter Eisbergsalat oder Radicchio
- 2 Frühlingszwiebeln
- 4 Radieschen
- 50 g Ananasfruchtfleisch
- 100 g Avocadofruchtfleisch
- ½ Bund Koriandergrün
- 6 Blätter Reispapier
- 100 g Grapefruitfilets
- 3 EL helle Sojasauce
- 1 EL Tahinipaste
- 1 TL Agavendicksaft
- 1 TL Limettensaft
- Pfeffer, frisch gemahlen,
- Koriander, gemahlen
- 1 TL Schwarzkümmelsamen

Zubereitungszeit 20 Min.

- Gurke, Salat und Zwiebeln waschen und in lange dünne Streifen schneiden. Radieschen, Ananas und Avocado in Scheiben schneiden. Koriander waschen, trocken schütteln und Blätter abzupfen. 4–5 Blätter beiseitelegen.
- Reispapierblätter in einer großen Schüssel mit Wasser ca. 3–5 Min. einweichen.
- Reispapier auf der Arbeitsfläche ausbreiten. Gemüsestreifen, Grapefruitfilets und Koriandergrün auf den unteren Bereich der Reispapierblätter legen, Seiten umklappen, fest zusammenrollen und auf einen Teller legen.
- Sojasauce, Tahini, Agavendicksaft und Limettensaft gut vermischen. Mit Pfeffer, Koriander und Schwarzkümmel würzen. Restliches Koriandergrün klein schneiden und zu der Sauce geben. Sauce zu den Rollen servieren.

Variante: Hier passt viel in die Rolle – Sellerie, Basilikum, Zucchini und Paprika sind eine weitere Möglichkeit.

gerollte Stimmung

FRÜHSTÜCK UND SNACKS

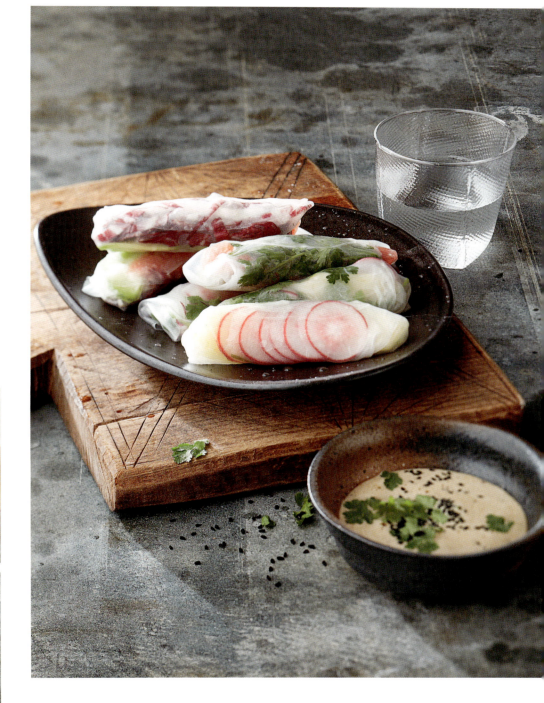
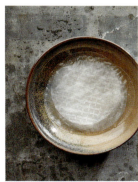
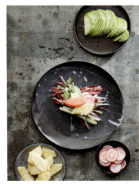

FRÜHSTÜCK UND SNACKS

PANCAKES MIT ZITRUS-FRÜCHTEN

Für 2 Personen – Muskeln

- 100 g Skyr
- 2 Bio-Eier
- 30 g Dinkelvollkornmehl
- 1 EL Haferflocken
- 1 EL Honig
- 1 Prise Vanillepulver
- 1 Msp. Natron
- 1 EL Rapsöl
- 200 g Orangen und Grapefruit
- 2 TL Agavendicksaft

Zubereitungszeit 20 Min.

- Skyr und Eier miteinander verrühren. Mehl, Haferflocken, Honig, Vanille und Natron unterrühren, sodass ein zähflüssiger Teig entsteht.
- Öl in einer beschichteten Pfanne erhitzen, je 1 EL Teig in die Pfanne geben und 4 bis 6 Pancakes goldbraun backen.
- Nebenher Obst schälen, klein schneiden oder filetieren. Pancakes mit dem Obst und etwas Agavendicksaft servieren.

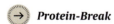 **Protein-Break**

APFELSANDWICH MIT MANDELMUS

Für 2 Personen – Bindegewebe

- 1 TL Kakaopulver, stark entölt
- 2 EL Mandelmus
- 1 TL Apfeldicksaft
- 2 Äpfel

Zubereitungszeit 5 Min.

- Kakaopulver mit Mandelmus und Dicksaft vermischen.
- Apfel waschen, mit einem Entkerner das Kerngehäuse herausschneiden und den Apfel quer in Scheiben schneiden.
- Die Scheiben mit dem Mandelmus bestreichen und servieren.

+ *Variante:* schmeckt auch mit Erdnuss- oder Cashewmus

→ *süßer Snack*

SÜSSKARTOFFEL-TOASTS

Für 2 Personen – Bindegewebe *Zubereitungszeit 15 Min.*

- 1 Süßkartoffel (300 g)
- 100 g Avocadofruchtfleisch
- 100 g Hüttenkäse, 10 % Fett i. Tr.
- ½ rote Paprikaschote
- 1 Prise Paprikapulver
- Salz
- Pfeffer
- 1 EL Schnittlauch

- Süßkartoffel schälen und in 4 bis 6 dünne Scheiben schneiden. In einem Toaster 2-mal auf höchster Stufe toasten oder im Ofen 10 Min. bei 200 Grad backen.
- Avocadofruchtfleisch klein schneiden und mit dem Hüttenkäse vermengen.
- Paprika putzen, waschen und in kleine Würfel schneiden. Würfel unter den Hüttenkäse mischen. Mit Paprikapulver, Salz und Pfeffer würzen.
- Süßkartoffelscheiben mit Avocado-Paprika-Hüttenkäse bestreichen und mit Schnittlauch bestreut servieren.

 Tipp: Süßkartoffeln enthalten viele Ballaststoffe und komplexe Kohlenhydrate, die für einen ausgeglichenen Blutzuckerspiegel sorgen. Durch die enthaltenen Mineralstoffe Magnesium, Kupfer, Kalium und Eisen wirkt das Gemüse basisch.

 Vitamin-Power für den Morgen

FRÜHSTÜCK UND SNACKS

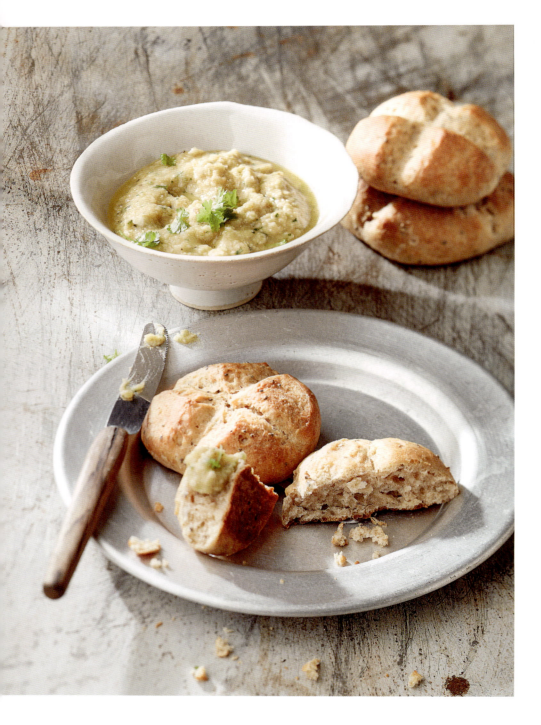
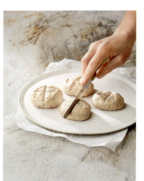
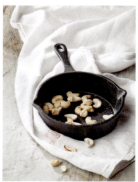

CHIA-QUARK-BRÖTCHEN

Für 10 Brötchen – Bindegewebe

- 150 g Dinkelmehl, Type 603
- 100 g Dinkelvollkornmehl
- 2 EL Chiasamen
- 1 TL Backpulver
- ½ TL Salz
- 1 TL Honig
- 250 g Magerquark
- 1 EL neutrales Öl
- 1 Ei

Für den Aufstrich
- 60 g rote Linsen
- 1 EL Cashewkerne
- 2 Zweige Blattpetersilie
- 50 ml Mangosaft
- 1 Msp. Currypulver
- Salz
- Pfeffer

Zubereitungszeit 20 Min. + 20–30 Min. Backzeit

- Backofen auf 180 Grad (Umluft 160 Grad) vorheizen.
- Mehle und Chiasamen mit Backpulver und Salz in einer Schüssel vermischen. Honig, Magerquark, Öl und Ei zugeben und zu einem glatten Teig kneten.
- Mit angefeuchteten Händen Brötchen formen und mit einem Küchenmesser kreuzweise einschneiden. Brötchen auf ein mit Backpapier ausgelegtes Backblech legen und ca. 20–30 Min. backen.
- Für den Aufstrich die Linsen mit der doppelten Menge Wasser ca. 10 Min. weich kochen und etwas abkühlen lassen.
- Cashewkerne in einer Pfanne ohne Fett anrösten und anschließend hacken. Petersilie waschen, trocken schütteln und grob hacken.
- Alle Zutaten für den Aufstrich in einem hohen Becher pürieren und mit den Gewürzen abschmecken. Brötchen mit dem Linsenaufstrich servieren.

Tipp: Die Brötchen brauchen etwas Zeit. Backen Sie diese deshalb am Tag vorher.

Variante: Statt Linsen können Sie auch die gleiche Menge Kichererbsen oder weiße Bohnen verwenden.

→ *tolles Eiweißfrühstück*

FRÜHSTÜCK UND SNACKS

SALATCUPS MIT BUCH-WEIZEN

Für 2 Personen – Detox

- 150 g Buchweizenkörner
- Salz
- 2 Stangen Staudensellerie
- 1 Karotte
- 2 Frühlingszwiebeln
- 2 EL Sesamöl
- 1 EL Apfelessig
- 1 TL Apfeldicksaft
- 1 EL Petersilie, gehackt
- 1 EL Sesamsamen
- Pfeffer
- 60 g Schafskäse
- 6 Radicchioblätter

Zubereitungszeit 20 Min.

- Buchweizen mit kaltem Wasser abspülen, in der doppelten Menge Salzwasser ca. 15 Min. weich garen und abkühlen lassen.
- Sellerie, Karotte und Frühlingszwiebeln putzen, waschen und in Streifen schneiden.
- Sesamöl, Apfelessig, Apfeldicksaft, Petersilie und Sesamsamen vermischen und mit Salz und Pfeffer würzen. Buchweizen und Gemüse mit dem Dressing vermengen und mit Salz und Pfeffer abschmecken.
- Käse klein schneiden. Radicchio putzen und waschen. Blätter mit Buchweizen und Gemüse füllen und mit dem Käse bestreuen.

+ ***Variante:*** Statt Radicchio können Sie auch Chicorée verwenden.

→ ***auf die Hand***

MELONEN-BRUSCHETTA

Für 2 Personen – Detox

- 2 Tomaten
- ½ Salatgurke
- 2 Zweige Minze
- 1 Handvoll Basilikumblätter
- 1 EL Olivenöl
- 1 TL Zitronensaft
- 1 TL Honig
- Meersalz
- Pfeffer
- 1 Prise Sumach
- 20 g Walnusskerne
- 2 Scheiben von einer kleinen Wassermelone (1 cm)

Zubereitungszeit 15 Min.

- Tomaten und Gurke putzen, waschen und in Würfel schneiden. Kräuter waschen und hacken. Öl mit Zitronensaft und Honig verquirlen und mit den Gewürzen abschmecken.
- Tomaten und Gurken mit Kräutern und dem Dressing vermischen.
- Kerne grob hacken und in einer Pfanne trocken anrösten.
- Melonenscheiben jeweils in vier Stücke scheiden, mit dem Salat belegen und mit den Kernen bestreut servieren.

+ ***Tipp:*** Melonen, insbesondere Wassermelonen, gehören zu den zuckerarmen Obstsorten und sind daher echte Figurschmeichler.

→ ***der Klassiker mal anders***

FRÜHSTÜCK UND SNACKS

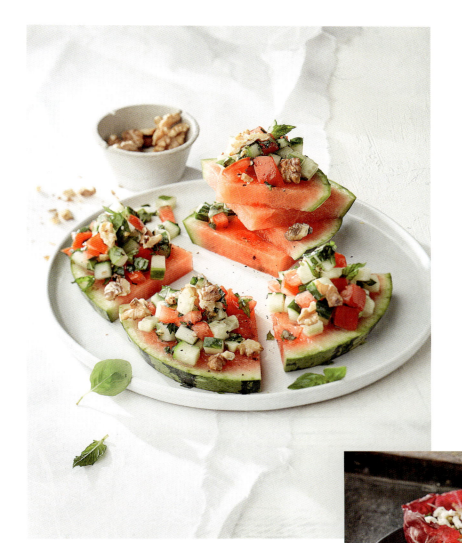

Melonen-Bruschetta

FRÜHSTÜCK UND SNACKS

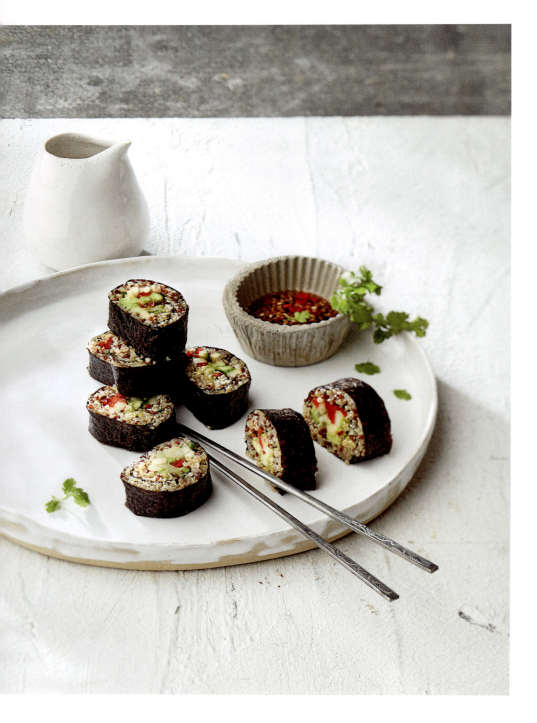

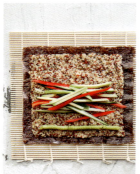

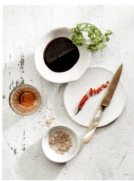

QUINOA-SUSHI MIT KORIANDERSAUCE

Für 2 Personen – Detox

- 100 g Quinoa
- Meersalz
- 1 EL Limettensaft
- 1 TL Agavendicksaft
- 1 TL Chiasamen
- 1 TL Schwarzkümmelsamen
- je 50 g Gurke, Avocado und rote Paprikaschote
- 2 Blätter Norialgen (Asialaden)
- ca. 2 TL Wasabipaste (Tube aus dem Asialaden)
- 2 Zweige Koriander
- 1 kleine rote Chilischote
- 1 EL Sesamöl
- 2 EL helle Sojasauce
- 1 TL Sesamsamen

Zubereitungszeit 20 Min.

- Quinoa in der doppelten Menge Salzwasser ca. 15 Min. weich garen und anschließend abkühlen lassen. Limettensaft, Agavendicksaft, Salz und Samen mischen und unter den Quinoa mengen.
- Gurke, Avocado und Paprikaschote in lange Streifen schneiden.
- Noriblatt auf eine Bambusmatte legen. Die Hälfte des Quinoa auf dem Noriblatt verteilen, Wasabipaste auf das untere Drittel streichen und mit der Hälfte der Gurken-, Avocado- und Paprikastreifen belegen. Noriblatt mithilfe der Bambusmatte zu einer Sushi-Rolle aufrollen. Rolle in sechs Stücke schneiden. Die zweite Rolle genauso formen.
- Koriander und Chilischote waschen, putzen und hacken. Koriander und Chili mit Öl, Sojasauce und Sesamsamen vermengen. Rollen mit der Sauce servieren.

Tipp: Sie können die Rolle auch in Papier einpacken und mit ins Büro nehmen.

Detox-Sushi

FRÜHSTÜCK UND SNACKS

TACOS MIT BOHNEN UND TOMATEN

Für 2 Personen – Muskeln

- ½ Aubergine
- 2 Tomaten
- ¼ TL Kreuzkümmelsamen
- ¼ TL Koriandersamen
- 1 EL Olivenöl
- 100 g schwarze Bohnen, gegart
- 3 EL Tomatenpüree
- 1 EL Zitronensaft
- 50 g Ananas
- 1 Msp. Cayennepfeffer
- Meersalz
- Pfeffer
- ½ Bund Koriandergrün
- 1 Handvoll Babyspinat
- 100 g Avocadofruchtfleisch
- 1 Zweig frische Minze
- 100 g Hüttenkäse
- 6–8 Tacoschalen

Zubereitungszeit 30 Min.

- Aubergine und Tomaten waschen und klein würfeln. Kreuzkümmel- und Koriandersamen in einer Pfanne trocken anrösten und im Mörser mahlen.
- Öl erhitzen, Aubergine darin 5 Min. andünsten. Tomaten und Bohnen zugeben und weitere 5 Min. dünsten. Tomatenpüree zugeben, kurz einköcheln lassen, mit Zitronensaft ablöschen und 50 ml Wasser angießen.
- Ananas klein schneiden und zugeben. Gemüse mit Kreuzkümmel, Koriander, Cayennepfeffer, Salz und Pfeffer würzen.
- Koriandergrün waschen und die Blätter abzupfen. Spinat waschen und trocken schütteln. Avocado in Würfel schneiden. Minze waschen und hacken. Hüttenkäse mit Minze, Salz und Pfeffer würzen.
- Tacos im Ofen erwärmen und mit der Füllung, Spinat, Avocado und dem Hüttenkäse gefüllt servieren.

Tipp: Die Avocado ist zwar eine fettreiche Frucht, enthält aber tolle Inhaltsstoffe wie Vitamin E, ungesättigte Fettsäuren, Folsäure, B-Vitamine und Kalium.

Muskelnahrung pur

FRÜHSTÜCK UND SNACKS

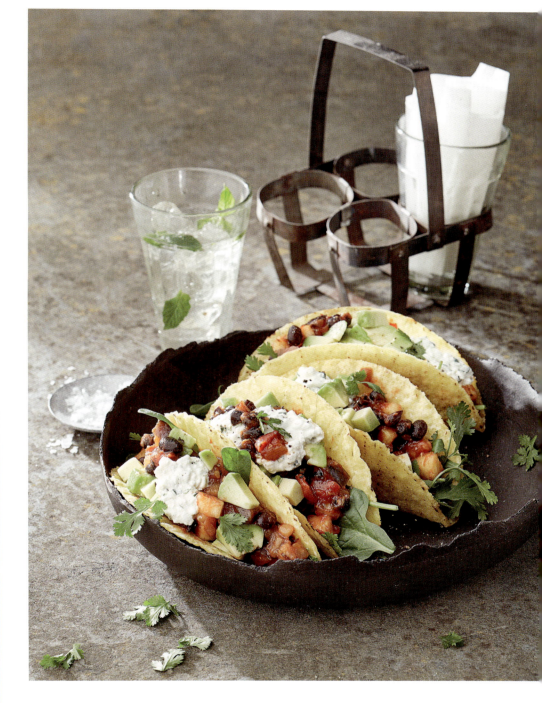

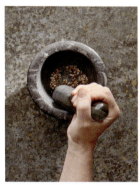

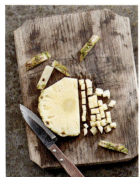

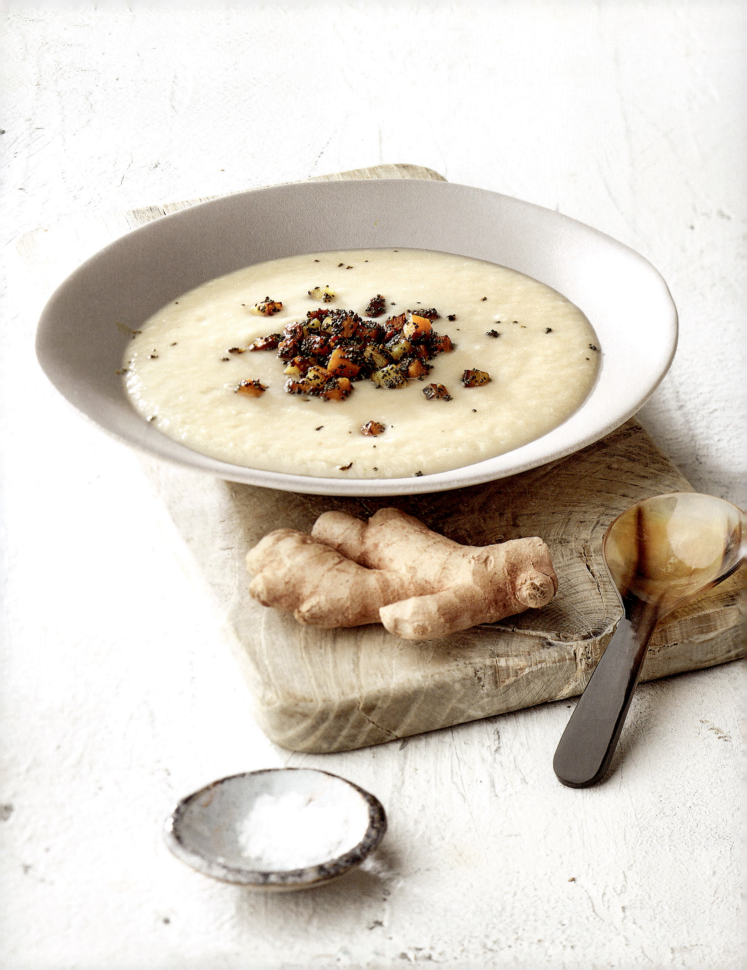

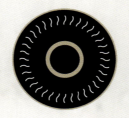

KALTE UND WARME GERICHTE

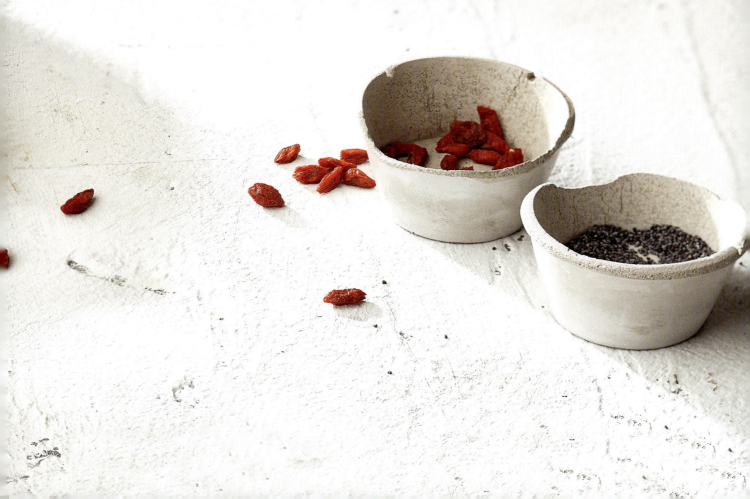

KALTE UND WARME GERICHTE

PASTINAKEN-SUPPE MIT TOPPING

Für 2 Personen – Stoffwechsel

- 400 g Pastinaken
- 1 Zwiebel
- 1 Ingwerknolle, 1 cm
- 2 EL Kokosöl
- 200 ml Gemüsebrühe
- 1 Karotte
- 2 EL Gojibeeren
- 1 TL Mohnsamen
- Meersalz
- Pfeffer
- Kurkuma
- 200 ml Kokosdrink

Zubereitungszeit 30 Min.

- Pastinaken, Zwiebel und Ingwer putzen, schälen und alles in kleine Stücke schneiden. 100 g Pastinaken in Würfel schneiden und beiseitelegen.
- 1 EL Öl in einem Topf erhitzen. Erst die Zwiebeln und den Ingwer darin glasig dünsten, dann die restlichen Pastinaken zugeben und mit andünsten. Mit der Brühe aufgießen und bei mittlerer Hitze ca. 15 Min. weich garen.
- Nebenher Karotte schälen und in kleine Würfel schneiden. 1 EL Öl in einer Pfanne erhitzen und darin Karotten- und beiseitegelegte Pastinakenwürfel ca. 7 Min. anbraten. Gojibeeren und Mohnsamen zugeben. Mit Salz, Pfeffer und Kurkuma würzen.
- Suppe mit dem Kokosdrink pürieren. Mit den Gewürzen abschmecken. Gemüsewürfel über die Suppe geben und servieren.

Tipp: Pastinaken sind reich an B-Vitaminen, Kalzium, Phosphor und Vitamin C. Der aromatische Geschmack kommt durch die enthaltenen ätherischen Öle.

→ **Superfoodgesund**

Bild siehe vorige Seite

HAFEREINTOPF MIT LINSEN

Für 2 Personen – Bindegewebe

- 250 g saisonales Suppengemüse (z. B. Sellerie, Fenchel, Möhre)
- 1 kleine Lauchstange
- 1 EL Olivenöl
- 6 EL kernige Haferflocken
- 4 EL rote Linsen
- 500 ml Gemüsebrühe
- 2 EL Cashewmus
- Meersalz
- Pfeffer
- Majoran
- 1 Prise Muskat
- 1 EL Schnittlauch

Zubereitungszeit 20 Min.

- Gemüse waschen, putzen und in kleine Ringe, Streifen oder Würfel schneiden.
- Olivenöl in einem Topf erhitzen, Gemüse dazugeben und andünsten. Haferflocken und Linsen dazugeben und noch einige Min. weiter andünsten. Gemüsebrühe angießen, umrühren und aufkochen lassen. Etwa 10 Min. bei kleiner Hitze köcheln und dabei Haferflocken und Linsen quellen lassen.
- Cashewmus unterrühren. Suppe mit Salz, Pfeffer, Majoran und Muskat abschmecken.
- Schnittlauch in Röllchen schneiden und über die Suppe streuen.

 Tipp: Haferflocken sind reich an Eiweiß, Vitamin B_1 und B_6, Eisen sowie Kalzium. Durch die wertvollen Ballaststoffe wirken sich Haferflocken anregend auf die Verdauung aus und sättigen gut.

 ein Topf voller Wärme

Verwenden Sie fertigen Cashewmus aus dem Bio-Laden oder bereiten Sie ihn selbst zu. So geht's:
250 Gramm Cashewkerne in einer Pfanne trocken anrösten und komplett abkühlen lassen. Diese in einen Hochleistungsmixer geben und mit 2–3 Esslöffel Pflanzenöl pürieren. Passen Sie dabei auf, dass der Mus nicht zu warm wird. Wählen Sie evtl. verschiedene Geschwindigkeitsstufen. So lange pürieren, bis eine homogene und cremige Masse entstanden ist.

KALTE UND WARME GERICHTE

GELBE ZUCCHINI-KAROTTEN-SUPPE

Für 2 Personen – Detox

- 1 gelbe Zucchino
- 2 Karotten
- 50 g Lauch
- 1 Stück Ingwer (1 cm)
- 2 TL Kokosöl
- 500 ml Gemüsebrühe
- 2 EL Cashewmus
- Salz
- Pfeffer
- Kreuzkümmel
- Kurkuma
- Cayennepfeffer
- 100 g Ananasfruchtfleisch
- 1 EL Sesamsamen

Zubereitungszeit 25 Min.

- Gemüse putzen, waschen und in Stücke schneiden. Ingwer schälen und klein schneiden.
- Gemüse in 1 TL Kokosöl andünsten und Gemüsebrühe angießen. Gemüse etwa 10 Min. weich garen. Ist das Gemüse weich, Cashewmus zugeben und pürieren. Suppe mit den Gewürzen abschmecken.
- Rest Öl erhitzen. Ananas und Sesam darin anbraten und leicht karamellisieren lassen. Beides in die Suppe geben und servieren.

Tipp: Ananas liefert viele Vitamine, Mineralstoffe und Spurenelemente und ist ideal zum Detoxen. Das enthaltene Enzym Bromelain spaltet Eiweiß und unterstützt die Verdauung.

→ *Gemüse trifft auf Obst*

KALTE AVOCADO-GURKEN-SUPPE

Für 2 Personen – Detox

- ½ Avocado
- ½ Gurke
- Ingwerknolle, 1 cm
- 1 Handvoll Feldsalat
- Cashewkerne
- 500 ml Buttermilch, gekühlt
- 1 TL Zitronensaft
- 1 Prise Chiliflocken
- Meersalz
- Pfeffer

Zubereitungszeit 15 Min.

- Avocadofruchtfleisch mit einem Löffel aus der Schale heben. Gurke waschen, putzen und würfeln. Ingwer schälen. Feldsalat waschen und trocken schütteln.
- Cashewkerne ohne Fett anrösten.
- Avocado, Gurke, Buttermilch, Ingwer, Feldsalat und Zitronensaft pürieren. Mit den Gewürzen abschmecken und mit den Cashewkernen servieren.

Tipp: Die Gurke wirkt, durch den hohen Wasseranteil, erfrischend und durch die reichlich vorhandenen Mineralstoffe basisch.

→ *kalte Detox-Suppe*

KALTE UND WARME GERICHTE

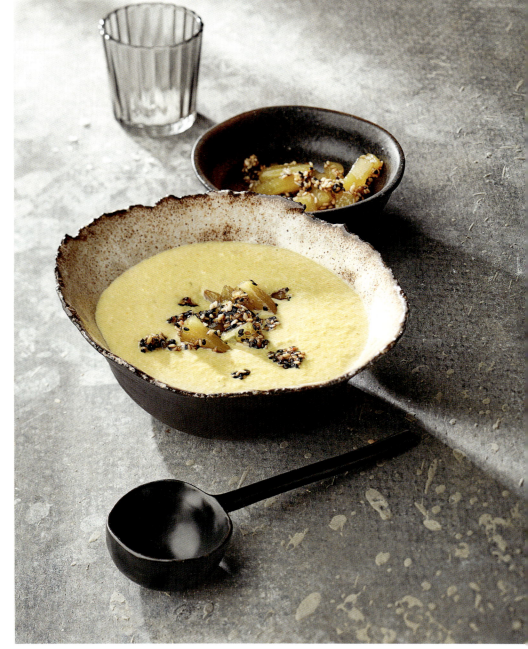
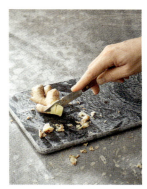
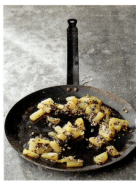

Gelbe Zucchini-Karottensuppe

KALTE UND WARME GERICHTE

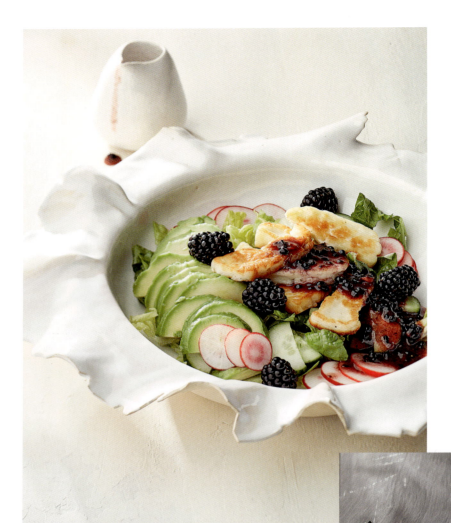

Salat mit Halloumi und Avocado

SALAT MIT HALLOUMI UND AVOCADO

Für 2 Portionen – Muskeln

- 1 Salatherz
- ¼ Gurke
- ½ Bund Radieschen
- ½ Avocado
- 100 g Brombeeren
- 3 EL Olivenöl
- 1 TL Honig
- 1 EL Limettensaft
- Meersalz
- Pfeffer
- 200 g Halloumikäse

Zubereitungszeit 20 Min.

- Salat, Gurke und Radieschen putzen und waschen. Alles in Streifen oder Scheiben schneiden. Avocado mit einem Löffel aus der Schale heben und in Scheiben schneiden. Salatzutaten vermengen.
- Brombeeren vorsichtig waschen und die Hälfte zu den Salatzutaten geben. Die andere Hälfte mit Öl, Honig und Saft gut verquirlen, bis die Brombeeren zerquetscht sind. Dressing mit Salz und Pfeffer würzen.
- Käse von beiden Seiten anbraten, auf den Salat geben und den Salat mit dem Dressing beträufeln.

Variante: Sie können auch Heidelbeeren oder Granatapfelkerne für das Dressing verwenden.

→ *fruchtiger Vitalstoff-Salat*

SPINAT-RUCOLA-SALAT

Für 2 Portionen – Muskeln

- 2 Bio-Eier
- 50 g Babyspinat
- 50 g Rucola
- ½ Gurke
- 50 g Stangensellerie
- 2 Aprikosen
- 3 EL Olivenöl
- 2 EL Orangensaft
- 1 EL Mohnsamen
- Salz
- Pfeffer
- Thymian, getrocknet
- 100 g Hüttenkäse, 10 % Fett i. Tr.

Zubereitungszeit 25 Min.

- Eier in kochendem Wasser etwa 6 Min. kochen und abkühlen lassen.
- Spinat und Rucola putzen, waschen und trocken schleudern. Gurke und Sellerie putzen, waschen und in Scheiben schneiden. Aprikosen waschen, entsteinen und in feine Würfel schneiden.
- Olivenöl mit Orangensaft verquirlen und mit Aprikosen und Mohn vermengen. Mit Salz, Pfeffer und Thymian würzen.
- Eier schälen und vierteln. Spinat und Rucola mit Gurken- und Selleriescheiben sowie dem Dressing vermengen und mit Hüttenkäse und Eiern servieren.

Variante: Statt Spinat können Sie auch Feldsalat verwenden. Ist gerade keine Aprikosensaison, schmeckt das Dressing auch mit getrockneten Aprikosen.

→ *Kalzium-Eiweiß-Booster*

KALTE UND WARME GERICHTE

SPARGELSALAT MIT ERDBEEREN

Für 2 Personen – Detox

- 1 Bund weißer Spargel
- 3 EL Olivenöl
- 3 Zweige Zitronenthymian
- Salz
- Pfeffer
- 125 g Erdbeeren
- 1 EL Limettensaft
- ½ TL Lavendelblüten
- 1 EL Kresse

Zubereitungszeit 20 Min.

- Spargel putzen, schälen, waschen und in Stücke schneiden. 1 EL Öl erhitzen. Spargel darin ca. 10 Min. anbraten und dabei immer wieder umrühren. Thymian waschen. Spargel mit der Hälfte des Thymians, Salz und Pfeffer würzen.
- Erdbeeren putzen, waschen und in kleine Würfel schneiden.
- Rest Öl mit Limettensaft verquirlen, Rest Thymian, Lavendelblüten und Erdbeeren untermischen. Mit Salz und Pfeffer würzen.
- Spargel und Erdbeeren mit dem Dressing vermengen und mit der Kresse bestreut servieren.

Variante: Im Winter schmeckt der Salat auch mit Schwarzwurzeln oder Grünkohl. Statt der Erdbeeren können Sie dann Apfel, Birne oder Pflaumen verwenden.

→ Frühlingsgruß

GRÜNKOHLSALAT MIT BIRNE

Für 2 Personen – Detox

- 1 kleine Fenchelknolle
- 1 kleine Birne
- 10 g Walnusskerne
- 100 g Grünkohl
- 2 EL Olivenöl
- 1 EL Limettensaft
- Meersalz
- Pfeffer
- 1 Prise Thymian, getrocknet
- 1 EL Kresse

Zubereitungszeit 20 Min.

- Fenchel und Birne putzen, waschen und in Streifen schneiden. Walnüsse grob hacken und in einer Pfanne trocken anrösten.
- Grünkohl gründlich waschen und klein schneiden. Öl mit Limettensaft verquirlen und mit Salz, Pfeffer und Thymian würzen.
- Salatzutaten mit dem Dressing vermengen und mit der Kresse bestreut servieren.

Tipp: Grünkohl ist ideal zum Entgiften, denn er ist ein echtes Vitamin-C-Wunder. Vitamin C stärkt unser Immunsystem und wirkt antioxidativ.

→ Grünkohl mal anders

SÜSSKARTOFFELSALAT MIT ERBSEN

Für 2 Personen – Bindegewebe

- 2 Süßkartoffeln
- 2 Zweige Rosmarin
- 4 EL Olivenöl
- Meersalz
- Pfeffer
- 150 g Erbsen (frisch oder TK)
- 100 g Heidelbeeren
- 2 EL Sanddornsaft
- 1 TL Honig
- ¼ TL Kurkuma, gemahlen
- 1 Prise Sumach
- 1 Avocado
- 100 g Büffelmozzarella

Zubereitungszeit 25 Min.

- Süßkartoffeln schälen und in kleine Würfel schneiden. Rosmarin waschen, trocken schütteln und die Blätter abzupfen. Süßkartoffeln in 1 EL Öl anbraten, Rosmarin und 50 ml Wasser dazugeben und unter gelegentlichem Rühren 10 Min. weich garen. Mit Salz und Pfeffer würzen.
- Erbsen in etwas Wasser 5 Min. garen. Beides abgießen und abkühlen lassen. Heidelbeeren waschen. Salatzutaten miteinander vermengen.
- 3 EL Olivenöl mit Sanddornsaft, Honig, Kurkuma, Salz, Pfeffer und Sumach verquirlen und unter die Salatzutaten mischen.
- Avocado halbieren, entkernen und das Fruchtfleisch aus der Schale lösen. Avocado und Mozzarella in Scheiben schneiden und auf dem Salat servieren.

Tipp: Sanddorn ist besonders reich an Vitamin C.

→ *farbenfroh*

KALTE UND WARME GERICHTE

ERBSEN-TOMATEN-SALAT

Für 2 Personen – Stoffwechsel

- 180 g Schafskäse
- 3 EL Olivenöl
- 2 EL Zitronensaft
- ¼ TL Sumach
- 1 Schalotte
- 40 g Soft-Aprikosen
- 25 g Mandeln, gehackt
- 1 EL Petersilie, gehackt
- Meersalz
- Pfeffer
- 150 g grüne Erbsen (frisch oder TK)
- 3 Frühlingszwiebeln
- 4 Tomaten
- 1 TL Senf
- 1 TL Honig

Zubereitungszeit 30 Min.

- Backofen auf 200 Grad (Umluft 180 Grad) vorheizen. Schafskäse halbieren und in eine Auflaufform legen, mit 1 EL Olivenöl und 1 EL Zitronensaft beträufeln und mit Sumach bestreuen. Ca. 15 Min. backen.
- Schalotte schälen und hacken. Aprikosen hacken. Schalotte mit Aprikosen, Mandeln und Petersilie vermischen. Mit Salz und Pfeffer würzen. 5 Min. vor Backende auf den Schafskäse geben und weiterbacken.
- Erbsen in etwas Salzwasser 5 Min. garen, abgießen und abkühlen lassen. Frühlingszwiebeln waschen, putzen und klein schneiden. Tomaten waschen und in Achtel schneiden.
- Restliches Öl, Zitronensaft, Senf und Honig verquirlen und mit Salz und Pfeffer würzen. Dressing unter die Salatzutaten mischen. Schafskäse mit dem Salat servieren.

Tipp: Die getrockneten Aprikosen sind fruchtig, lecker und süß. In getrockneter Form enthalten sie sehr viel Kalium, das blutdrucksenkend, entspannend und klärend wirkt.

→ *Süßes trifft Herzhaftes*

KALTE UND WARME GERICHTE

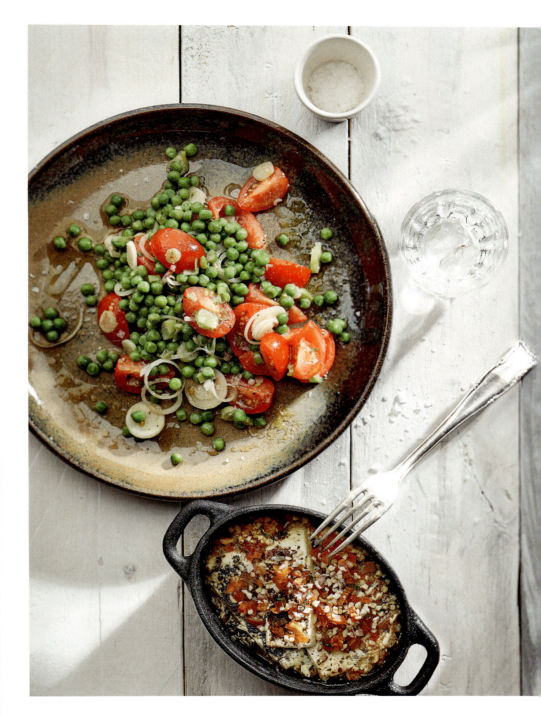
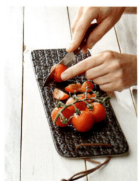
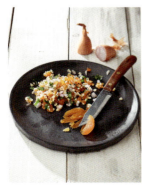

KALTE UND WARME GERICHTE

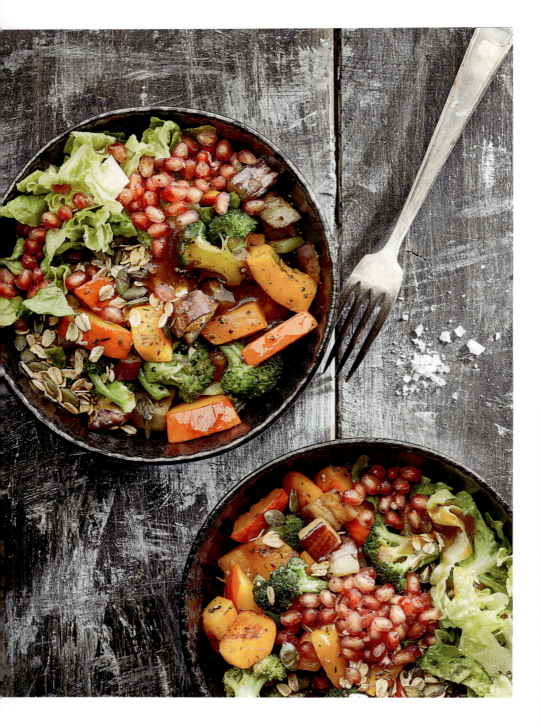
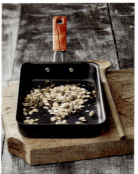
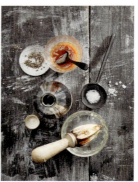

KALTE UND WARME GERICHTE

VITALSTOFFREICHE SALAT-BOWL

Für 2 Personen – Bindegewebe

- ½ Hokkaidokürbis
- ½ Aubergine
- 100 g Brokkoli
- 3 EL Olivenöl
- Meersalz
- Pfeffer
- ½ TL Kreuzkümmel, gemahlen
- 2 EL Zitronensaft
- 1 TL Sanddornmarmelade
- 1 TL Apfeldicksaft
- 4 EL kernige Haferflocken
- 2 EL Kürbiskerne
- 1 Salatherz
- 2 EL Granatapfelkerne

Zubereitungszeit 40 Min.

- Kürbis waschen, entkernen, in Scheiben und dann in Stücke schneiden. Aubergine waschen und in kleine Würfel schneiden. Brokkoli putzen, waschen und in Röschen teilen.
- Gemüse in 1 EL Öl anbraten und ca. 10 Min. dünsten. Mit Salz, Pfeffer und ¼ TL Kreuzkümmel würzen.
- 2 EL Öl mit Zitronensaft, Marmelade und Dicksaft vermischen. Mit Salz und Pfeffer würzen. Haferflocken mit den Kürbiskernen und ¼ TL Kreuzkümmel in einer Pfanne trocken anrösten. Salat waschen, trocken schütteln und in feine Streifen schneiden.
- Gemüse und Salat in zwei Bowls anrichten, mit dem Dressing beträufeln, mit dem Flockenmix und Granatapfelkernen bestreut servieren.

Tipp: Granatapfel sieht dekorativ aus und schmeckt fruchtig-süß. Er enthält viel Vitamin C, Beta-Karotin, Kalium, Kalzium und Eisen.

→ *schüsselweise Entspannung*

KALTE UND WARME GERICHTE

HIRSE-BOWL MIT ROTER BETE

Für 2 Personen – Bindegewebe

- 100 g Hirse
- 1 Rote Bete
- 1 kleine Süßkartoffel
- 3 EL Olivenöl
- Meersalz
- Pfeffer
- 100 g Feldsalat
- 1 EL Limettensaft
- 1 TL Agavendicksaft
- 20 g getrocknete Datteln, ohne Stein
- 10 g Walnusskerne, gehackt und geröstet
- 50 g Joghurt

Zubereitungszeit 30 Min.

- Hirse mit Wasser abspülen, in der 2½-fachen Menge Wasser ca. 15 Min. bissfest garen und auskühlen lassen.
- Rote Bete und Süßkartoffel putzen, schälen und in kleine Würfel schneiden. 1 EL Öl in einer Pfanne erhitzen, die Gemüsewürfel anbraten, 10 Min. dünsten und mit Salz und Pfeffer würzen. Aus der Pfanne nehmen und abkühlen lassen.
- Salat waschen, putzen und trocken schütteln. 2 EL Öl mit Limettensaft und Agavendicksaft vermischen. Mit Salz und Pfeffer würzen. Datteln klein schneiden.
- Hirse mit einer Gabel auflockern. Mit Roter Bete, Süßkartoffel, Feldsalat und Vinaigrette vermengen. Mit Hirse, Nüssen, Joghurt und Datteln in zwei Bowls servieren.

Variante: Statt mit Hirse schmeckt die Bowl auch mit gegartem Naturreis oder Quinoa.

Genuss mit der Extra-Portion Antioxidanzien

KALTE UND WARME GERICHTE

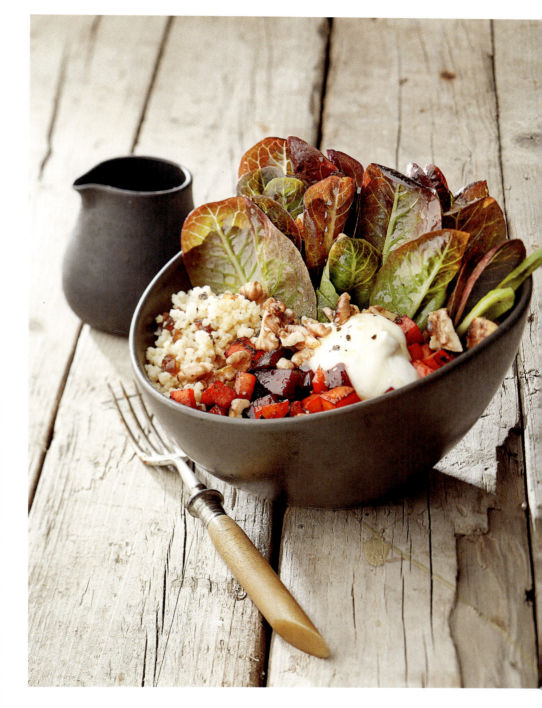

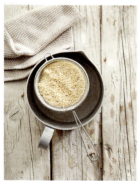

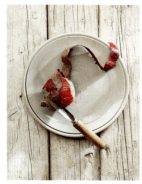

KALTE UND WARME GERICHTE

BOWL MIT MANGOLD-BROKKOLI

Für 2 Personen – Stoffwechsel

- 200 g Mangold
- 2 Frühlingszwiebeln
- 200 g Brokkoli
- 200 g Räuchertofu
- 3 EL Olivenöl
- 1 EL Limettensaft
- Meersalz
- Pfeffer
- 1 Msp. Kreuzkümmel, gemahlen
- 1 EL Zitronensaft
- 1 EL Apfeldicksaft
- 1 Salatherz
- 1 EL Kürbiskerne
- 2 EL Granatapfelkerne

Zubereitungszeit 25 Min.

- Mangold, Frühlingszwiebeln und Brokkoli waschen und putzen. Mangold in Streifen schneiden, Frühlingszwiebeln klein schneiden und Brokkoli in kleine Röschen teilen. Tofu würfeln.
- 1 EL Öl in einer Pfanne erhitzen, den Brokkoli anbraten und ca. 7 Min. dünsten. Tofu zugeben und kurz mit andünsten. Dann Mangold und Frühlingszwiebeln zugeben und weiterdünsten. Mit Limettensaft ablöschen und mit Salz, Pfeffer und Kreuzkümmel würzen.
- Rest Öl mit Zitronensaft und Apfeldicksaft vermischen, mit Salz und Pfeffer würzen.
- Salat waschen, trocken schütteln und in feine Streifen schneiden. Kürbiskerne anrösten.
- Gemüse, Tofu und Salat in eine Bowl geben, mit dem Dressing beträufeln und mit den Kürbis- und Granatapfelkernen bestreut servieren.

+ Tipp: Essen Sie sich satt an Lebensmitteln mit viel Volumen, z. B. Gemüse, Salat, Obst und Vollkornprodukten.

→ **Stoffwechsel-Booster-Bowl**

KALTE UND WARME GERICHTE

BOHNEN-SPINAT-BOWL

Für 2 Personen – Stoffwechsel

- 2 Karotten
- ½ Aubergine
- 1 Frühlingszwiebel
- 3 EL Olivenöl
- Meersalz
- Pfeffer
- Kreuzkümmel, gemahlen
- 100 g schwarze Bohnen, gegart
- 1 EL Teriyakisauce
- 2 EL Zitronensaft
- 1 TL Senf
- 1 TL Apfeldicksaft
- 1 Handvoll Babyspinat
- 100 g Avocado
- 2 EL Granatapfelkerne

Zubereitungszeit 40 Min.

- Karotten und Aubergine putzen, waschen und in kleine Würfel schneiden. Frühlingszwiebel putzen, waschen und klein schneiden.
- 1 EL Öl erhitzen, Gemüse anbraten und ca. 10 Min. dünsten. Gemüse mit Salz, Pfeffer und ¼ TL Kreuzkümmel würzen.
- Bohnen mit Teriyakisauce, Salz, Pfeffer und Kreuzkümmel würzen.
- Rest Öl mit Zitronensaft, Senf und Dicksaft vermischen, mit Salz und Pfeffer würzen. Spinat waschen und trocken schütteln. Avocado in Scheiben schneiden.
- Gemüse, Spinat und Avocadoscheiben in zwei Bowls anrichten, mit dem Dressing beträufeln und mit den Granatapfelkernen bestreut servieren.

Variante: Bowls sind wunderbar flexibel und können mit verschiedenen Zutaten variiert werden. Je nach Saison schmecken sie auch mit Spargel, Sellerie, Fenchel oder Grünkohl.

Eisen, Ballaststoffe, Eiweiß, Kalium, Kalzium, Vitamin E, A, C – alles in einer Schüssel

KALTE UND WARME GERICHTE

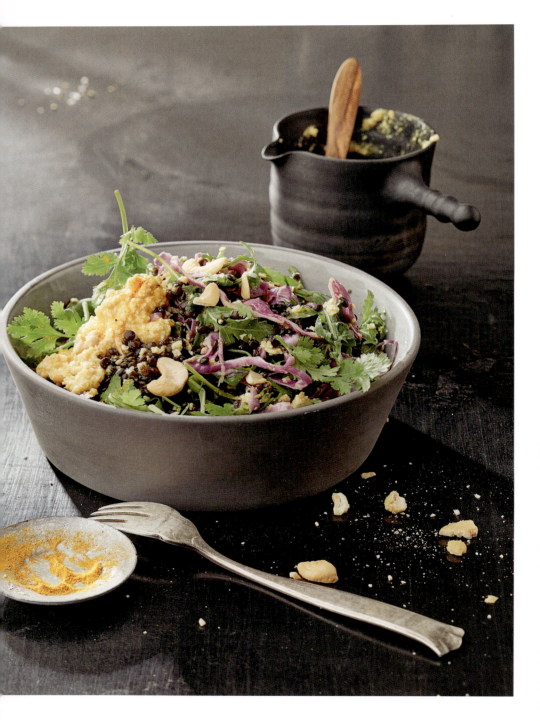
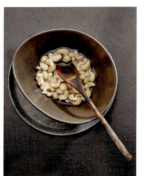
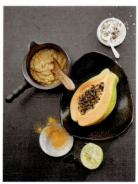

KORIANDER-LINSEN-BOWL

Für 2 Personen – Muskeln

- 60 g Cashewkerne
- 100 g Belugalinsen
- 100 g Rotkohl
- 50 g Rucola
- 1 EL Limettensaft
- 50 g Papayafruchtfleisch
- ¼ TL Kurkumapulver
- Meersalz
- Pfeffer
- 1 Handvoll Korianderblätter
- 1 Msp. Kreuzkümmel

Zubereitungszeit 45 Min.

- Cashewkerne in 50 ml Wasser einweichen. Linsen mit der doppelten Menge Wasser ca. 30 Min. garen. Abkühlen lassen.
- Nebenher Rotkohl waschen, in feine Streifen schneiden. Rucola putzen, waschen und trocken schütteln.
- Cashewkerne mit Einweichwasser, Limettensaft, Papayafruchtfleisch und Kurkumapulver pürieren und mit Salz und Pfeffer würzen.
- Koriander waschen und klein hacken. Mit den Linsen vermengen und mit Salz, Pfeffer und Kreuzkümmel abschmecken.
- Linsen mit Rotkohl und Rucola in zwei Schalen (Bowls) anrichten und mit der Sauce beträufelt servieren.

Tipp: Linsen und Getreide sind sehr eiweißreich. Sie unterstützen den Muskelaufbau und regen die Fettverbrennung an.

→ *eine Schüssel voller guter Laune*

KALTE UND WARME GERICHTE

KORMA-GEMÜSE-CURRY MIT HIRSE

Für 2 Personen – Stoffwechsel

- 100 g Hirse
- Salz
- 200 g Brokkoli
- 1 Karotte
- 1 Stück Ingwer, 2 cm
- 2 EL Sesamöl
- 1 EL Korma-Paste (siehe rechts)
- 100 ml Gemüsebrühe
- 200 ml Kokosmilch
- Meersalz
- Pfeffer
- 50 g Mandeln, gehobelt
- 2 EL Koriandergrün, gehackt

Zubereitungszeit 35 Min.

- Hirse in der 2½-fachen Menge Salzwasser 15 Min. weich garen.
- Brokkoli, Karotte und Ingwer putzen, schälen und Brokkoli in Röschen teilen. Karotte in Würfel schneiden. Ingwer hacken.
- Öl in einem Wok oder einer Pfanne erhitzen. Ingwer andünsten, Korma-Paste zugeben und mit andünsten. Gemüse zugeben und ca. 7 Min. weiterdünsten. 100 ml Brühe zugeben und ca. 10 Min. dünsten. Kokosmilch zugeben. Mit Salz und Pfeffer abschmecken.
- Mandeln in einer Pfanne trocken anrösten und mit dem Koriander unter die Hirse mischen. Curry mit der Hirse servieren.

→ ***Kalzium-Kick für die schlanke Linie***

KORMA-PASTE FÜR DAS KARMA

Für ca. 90 g Paste – Bindegewebe

- 1 TL Kreuzkümmelsamen
- 1 TL Koriandersamen
- 2 EL Cashewkerne
- 2 Knoblauchzehen
- 1 Stück Ingwer, 2 cm
- ¼ TL Cayennepfeffer
- 1 TL Garam-Masala
- 1 Prise Meersalz
- 2–4 EL Sesamöl
- 1 EL Tomatenmark
- 1 EL Kokosraspel

Zubereitungszeit 15 Min.

- Kreuzkümmel- und Koriandersamen in einer Pfanne ohne Öl anrösten. In einem Mörser mahlen.
- Cashewkerne mahlen.
- Knoblauch und Ingwer hacken.
- Alle Zutaten in einem Mörser oder Blender zu einer glatten Paste verarbeiten.

 Tipp: Paste in ein kleines Schraubglas geben und mit etwas Öl begießen, dann hält sie im Kühlschrank einige Wochen.

KALTE UND WARME GERICHTE

GEMÜSEKÖFTE MIT KORMA-SAUCE

Für 2 Personen – Bindegewebe

- 1 kleiner Kohlrabi
- 1 kleine Stange Lauch
- 2 Karotten
- 4 EL Kichererbsenmehl
- 1 EL Leinsamen, geschrotet
- 1 EL Sesamsamen
- 2 EL kernige Haferflocken
- ¼ TL Kurkuma
- Meersalz
- Pfeffer
- 2 EL Kokosöl
- 2 EL Korma-Paste (Seite 144)
- 200 ml Kokosmilch
- 100 g Mangofruchtfleisch
- 20 g Cashewkerne

Zubereitungszeit 45 Min.

- Gemüse putzen, waschen, ggf. schälen und grob raspeln. Miteinander vermengen.
- Kichererbsenmehl mit 6 EL Wasser vermischen. Mit Samen und Haferflocken verkneten und mit Kurkuma, Salz und Pfeffer würzen.
- Aus der Masse mit einem Esslöffel 8 Köfte formen und in Öl goldbraun braten. Köfte in eine Form geben und im Ofen warm halten.
- In derselben Pfanne die Korma-Paste kurz andünsten. Mit Kokosmilch angießen und ca. 5 Min. kochen lassen. Mit Salz und Pfeffer würzen.
- Mangofruchtfleisch in Scheiben schneiden und in die Sauce geben. Cashewkerne anrösten. Sauce über die Köfte gießen und mit den Cashewkernen bestreut servieren.

+ ***Das passt dazu:*** Reis oder Quinoa

→ ***Genuss-Schmeichler***

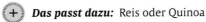

KALTE UND WARME GERICHTE

LINSEN-TALER MIT PFANNENGEMÜSE

Für 2 Personen – Muskeln

- 50 g rote Linsen
- 50 g Schafskäse
- 2 Bio-Eier
- 1 EL Sesamsamen
- 1 EL Chiasamen
- 2 EL Haferflocken
- 1–2 EL Linsenmehl oder Semmelbrösel
- 1 EL gehackte Kräuter
- Meersalz
- Pfeffer
- Paprikapulver
- 2 EL Rapsöl
- 100 g Edamame oder Erbsen (frisch oder TK)
- 1 rote Zwiebel
- 1 Fenchelknolle
- 1 Pak Choi
- 1 EL Limettensaft
- 100 g Naturjoghurt, 1,5 % Fett
- 1 EL gehackte Minze

Zubereitungszeit 35 Min.

- Linsen in der doppelten Menge Wasser ca. 10–15 Min. weichen garen und abkühlen lassen. Linsen mit Schafskäse und Eiern gut vermischen. Samen, Haferflocken, Mehl und Kräuter untermischen und mit den Gewürzen abschmecken.
- Öl erhitzen und je 1 EL Teig mit Abstand in die Pfanne geben, sodass 4–6 Taler entstehen. Goldbraun braten, wenden und die andere Seite auch goldbraun braten. Aus der Pfanne nehmen und auf Küchenpapier abtropfen lassen. Warm halten.
- Edamame in etwas Salzwasser 5 Min. weich garen und abgießen.
- Zwiebel schälen und in Scheiben schneiden. Fenchel und Pak Choi putzen, waschen und in Streifen schneiden. In derselben Pfanne Gemüse und Edamame ca. 5 Min. andünsten. Mit Salz, Pfeffer und Limettensaft abschmecken.
- Joghurt mit Salz, Pfeffer und Minze mischen. Zu Linsen-Taler und Gemüse servieren.

 macht satt und gibt Power

KALTE UND WARME GERICHTE

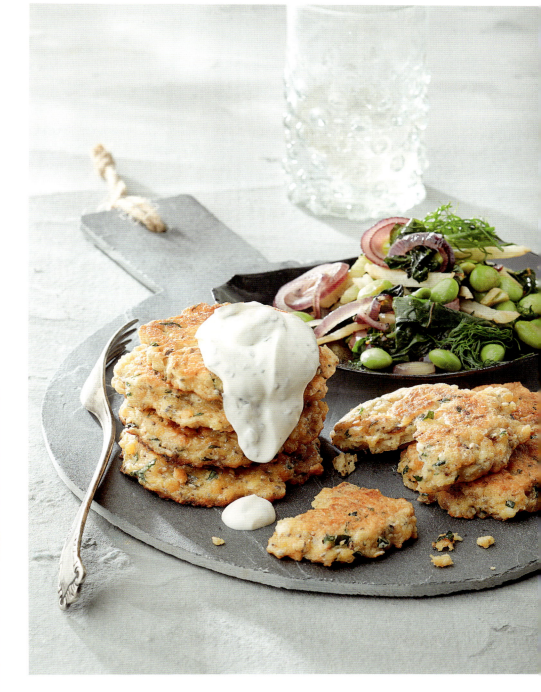
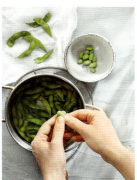
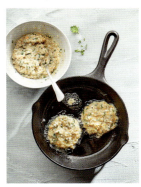

KALTE UND WARME GERICHTE

BLUMENKOHL-COUSCOUS

Für 4 Personen – Detox

Zubereitungszeit 30 Min.

- 200 g rote Linsen
- 1 Blumenkohl
- 100 g Radicchio
- ½ Bund Minze
- 1 Stück Ingwer, 1 cm
- 1 Bio-Zitrone
- 4 EL Olivenöl
- 1 EL Honig
- Meersalz
- Pfeffer
- 250 g Magerquark
- 4 EL Linsenmehl
- 4 EL Haferflocken
- 1 EL Petersilie, gehackt
- ½ TL Kräuter der Provence, getrocknet
- 1 Prise Cayennepfeffer

- Linsen etwa 15 Min. in der doppelten Menge Wasser weich garen, abgießen und abkühlen lassen.
- Blumenkohl putzen, waschen und in 4 Teile schneiden. Blumenkohl auf einer groben Reibe bis zum Strunk raspeln. Radicchio und Minze waschen, trocken schütteln und fein hacken. Ingwer schälen und fein hacken. Zitrone waschen, Schale abreiben und Zitrone auspressen.
- 2 EL Öl mit Zitronensaft, -schale und Honig verrühren. Ingwer unterheben. Mit Salz und Pfeffer würzen. Blumenkohlraspel mit Radicchio, Minze und Dressing vermischen. Mit Salz und Pfeffer abschmecken.
- Linsen mit Quark, Mehl und Haferflocken vermischen. Die Masse mit Salz, Pfeffer, Kräutern und Cayennepfeffer würzen.
- Rest Öl in einer Pfanne erhitzen. Von dem Linsengemisch 8 Portionen mit einem Eiskugelformer oder großen Esslöffel in die Pfanne geben etwa 5 Min. anbraten. Mit dem Salat servieren.

(+) **Das passt dazu:** Quarkdip

(→) **Low-Carb-Genuss**

KALTE UND WARME GERICHTE

BOHNEN-ERBSEN-BRATLINGE

Für 2 Personen – Stoffwechsel

Zubereitungszeit 45 Min.

- 100 g grüne Erbsen (frisch oder TK)
- Meersalz
- 100 g weiße Bohnen, gegart
- 4 EL Petersilie
- 400 g Knollensellerie
- 30 g Cashewmus (Seite 127)
- Pfeffer
- Chiliflocken
- 1 Knoblauchzehe
- 2 EL Linsenmehl
- 1 EL Leinsamen, geschrotet
- Kräuter der Provence, getrocknet
- 2 EL Rapsöl
- Abrieb einer Bio-Zitrone
- 2 EL Olivenöl

- Erbsen in etwas Salzwasser 5 Min. garen, abgießen und abkühlen lassen. Bohnen mit den Erbsen zerstampfen oder mit einem Pürierstab pürieren.
- Petersilie waschen, Blättchen abzupfen und hacken.
- Sellerie putzen, waschen, klein schneiden und in Salzwasser ca. 10–15 Min. weich garen. Sellerie abgießen, etwas Wasser auffangen. Cashewmus und Kochflüssigkeit zugeben und mit einem Kartoffelstampfer zerstampfen, 1 EL Petersilie untermischen und mit Salz, Pfeffer und Chili würzen.
- Für die Bratlinge Knoblauch schälen und hacken. Den Bohnen-Erbsen-Mix mit Knoblauch, Linsenmehl und Leinsamen vermischen. Die Masse mit Salz, Pfeffer und Kräutern würzen.
- Öl in einer Pfanne erhitzen und portionsweise ca. 4–6 Bratlinge ca. 5 Min. von beiden Seiten anbraten. Den Rest Petersilie mit Zitronenschale und Olivenöl vermischen. Die Bratlinge auf das Püree geben und mit der Gremolata beträufeln.

Tipp: Sellerie enthält einen hohen Anteil an ätherischen Ölen, die entzündungshemmend und verdauungsfördernd wirken. Außerdem sind reichlich Kalzium, Kalium, Magnesium und Phosphor enthalten.

→ *kugelige Eiweiß-Power*

KALTE UND WARME GERICHTE

GEMÜSE-SPIRALNUDELN

Für 2 Personen – Muskeln

Zubereitungszeit 25 Min.

- 20 g Feldsalat
- ½ Bund Petersilie
- 3 Zweige Minze
- 100 g Magerquark
- 2 EL Wasser
- 100 g Erbsen (frisch oder TK)
- Meersalz
- 1 TL Zitronensaft
- Pfeffer
- Cayennepfeffer
- 1 Zucchini
- 2 Karotten
- 1 Gurke
- 2 EL Olivenöl
- 2 EL Sonnenblumenkerne
- 1 TL Schwarzkümmelsamen

- Feldsalat und Kräuter waschen und trocken schütteln. Magerquark mit Wasser, Feldsalat Petersilie und 2 Zweigen Minze fein pürieren.
- Erbsen 5 Min. in kochendem Salzwasser garen, abgießen und mit kalten Wasser abschrecken. Erbsen und Zitronensaft unter die Quarksauce mischen. Mit Salz, Pfeffer und Cayennepfeffer würzen.
- Zucchini, Karotten und Gurke putzen und waschen. Gemüse mit einem Spiralschneider oder Sparschäler in lange Nudeln schneiden.
- Sonnenblumenkerne in einer Pfanne ohne Fett anrösten.
- Öl in einer großen beschichteten Pfanne erhitzen und die Gemüsenudeln ca. 3–5 Min. andünsten. Mit Salz und Pfeffer würzen.
- Gemüsenudeln mit der Sauce und den Kernen, Schwarzkümmelsamen und den restlichen Minzeblättern bestreut servieren.

Tipp: Durch Gurke, Zucchini und Feldsalat strotzt das Low-Carb-Gericht nur so vor Eisen, Kalzium, Kalium, Magnesium und Vitamin A, B und C.

Gemüse-Kick

KALTE UND WARME GERICHTE

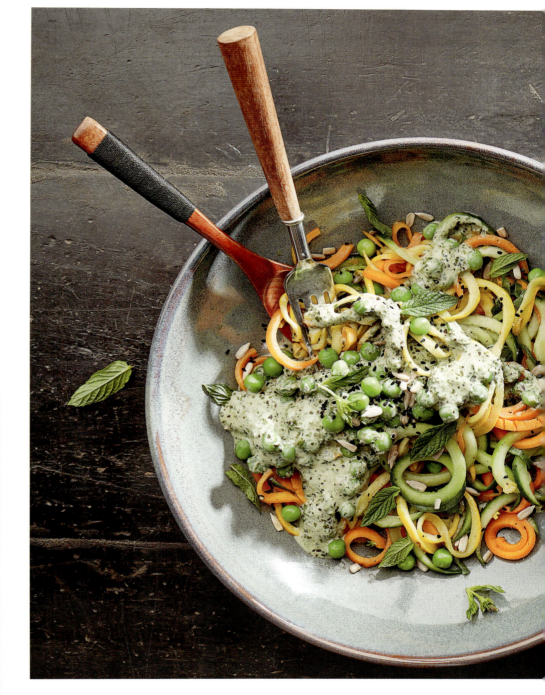

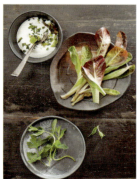

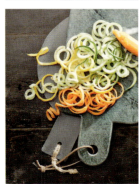

151

KALTE UND WARME GERICHTE

AUBERGINEN-SÜßKARTOFFEL-LASAGNE

Für 2 Personen – Muskeln

- 50 g Paradina-Linsen
- 1 Aubergine
- 2 Süßkartoffeln
- 1 kleine Stange Lauch
- 1 Knoblauchzehe
- 2 Tomaten
- 2 Zweige Rosmarin
- 1 Dose Tomaten
- 2 EL Olivenöl
- Meersalz
- Pfeffer
- 100 g fettarmer Schafskäse

Zubereitungszeit 80 Min.

- Backofen auf 200 Grad (Umluft 180 Grad) vorheizen. Linsen mit der doppelten Menge Wasser ca. 20 Min. weich garen. Aubergine und Süßkartoffeln putzen und waschen. Kartoffeln schälen. Kartoffeln und Aubergine längs in dünne Scheiben schneiden. Kartoffel- und Auberginenscheiben auf einem Backblech ca. 10 Min. backen.
- Lauch putzen, waschen und in feine Ringe schneiden. Knoblauch schälen und hacken. Tomaten putzen, waschen und in Stücke schneiden. Rosmarin waschen und hacken.
- 1 EL Öl in einer Pfanne erhitzen. Lauch und Knoblauch darin andünsten. Frische Tomaten zugeben und mitdünsten. Dann die Tomaten aus der Dose zugeben und ca. 10 Min. garen. Linsen zugeben und mit Salz, Pfeffer und Rosmarin würzen.
- Auberginen- und Süßkartoffelscheiben wie Lasagneblätter in eine Auflaufform schichten. Darauf immer wieder Linsensauce geben und mit der Sauce enden. Schafskäse in Würfel schneiden und darübergeben. Ca. 30 Min. backen.

Variante: Sie können die Lasagne mit Zucchini statt Auberginen und Bohnen statt Linsen zubereiten.

Lasagne einmal anders

KALTE UND WARME GERICHTE

GEFÜLLTE SÜSSKARTOFFELN

Für 2 Personen – Bindegewebe

Zubereitungszeit 40 Min.

- 2 Süßkartoffeln
- 4 EL Olivenöl
- ½ Avocado
- 2 Tomaten
- ½ Gurke
- 1 Karotte
- 2 EL Granatapfelkerne
- 2 EL Zitronensaft
- 1 EL Sesamsamen
- 1 TL Apfeldicksaft
- Meersalz
- Pfeffer
- 1 Msp. Kurkumapulver
- 1 Frühlingszwiebel
- 100 g Kichererbsen oder Kidneybohnen, gegart
- 100 g Schafskäse

- Backofen auf 200 Grad (Umluft 180 Grad) vorheizen. Süßkartoffeln waschen und längs halbieren. Hälften mit der Schnittfläche nach oben in eine Auflaufform legen und mit 1 EL Öl beträufeln. Im Ofen ca. 20–30 Min. backen, bis das Fruchtfleisch weich ist.
- Avocado aus der Schale lösen und in kleine Würfel schneiden. Tomaten, Gurke und Karotte waschen, putzen und in kleine Stücke schneiden bzw. Karotte grob raspeln. Gemüse mit Granatapfelkernen vermengen und mit Zitronensaft, 2 EL Öl und Sesam vermengen. Mit Dicksaft, Salz, Pfeffer und Kurkuma abschmecken.
- Frühlingszwiebel putzen, waschen und in Scheiben schneiden. Rest Öl in einer Pfanne erhitzen, Kichererbsen und Frühlingszwiebel anbraten. Schafskäse klein schneiden, zu den Kichererbsen geben und zerlaufen lassen. Süßkartoffelfruchtfleisch mit einer Gabel etwas auseinanderzupfen und mit dem Gemüse und den Kichererbsen servieren.

Variante: Sie können auch normale Kartoffeln verwenden.

→ *gefülltes Glück*

KALTE UND WARME GERICHTE

TOMATEN-PILZ-SPIEßE

Für 2 Personen – Muskeln

- 4–6 Holzspieße
- ½ Paprikaschote
- 250 g Cocktailtomaten
- 8 Champignons
- 200 g Tofu
- 2 EL Olivenöl
- 2 EL Limettensaft
- 1 Msp. Currypulver
- Meersalz
- Pfeffer
- 2 EL Koriandergrün
- 60 g weiße Bohnen, gegart
- 100 g Sojajoghurt
- 1 EL Cashewmus (Seite 127)
- 1 Prise Chilipulver

Zubereitungszeit 30 Min.

- Holzspieße in Wasser einweichen.
- Paprika, Tomaten und Pilze putzen und waschen. Paprika in Stücke schneiden. Pilze halbieren oder vierteln. Tofu in 1 × 1 cm große Würfel schneiden. Zutaten abwechselnd auf die Holzspieße stecken.
- Öl mit 1 TL Limettensaft, Curry, Salz und Pfeffer vermischen. Spieße damit einpinseln und darin ca. 10 Min. marinieren.
- Koriandergrün hacken.
- Bohnen in ein hohes Gefäß geben. Joghurt, Rest Limettensaft, Cashewmus und Koriander zugeben und alles zusammen mit einem Pürierstab pürieren. Mit Salz, Pfeffer und Chili abschmecken.
- Spieße auf einem gut geölten Rost ca. 10 Min. grillen oder in einer Pfanne 5–7 Min. von allen Seiten braten. Dip zu den Spießen servieren.

Tipp: Das grüne Korianderkraut schmeckt intensiv, würzig und leicht seifig und sollte erst am Ende der Garzeit zum Essen gegeben werden. Es hat eine hohe entgiftende Wirkung.

Eiweiß aufgespießt

KALTE UND WARME GERICHTE

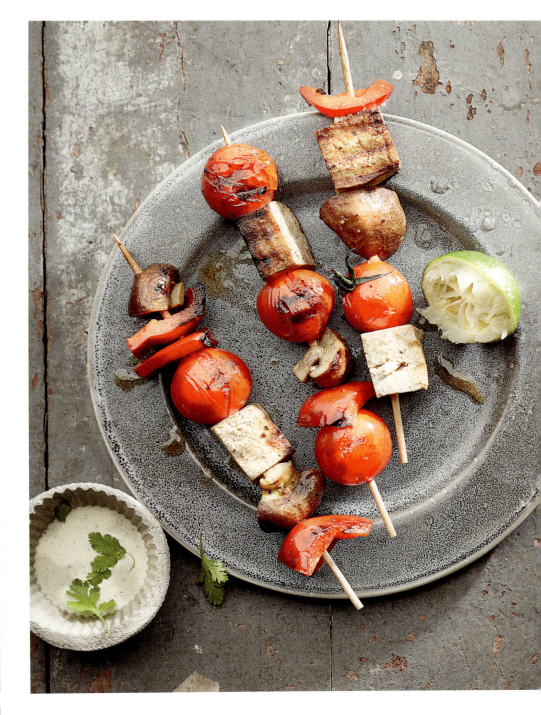
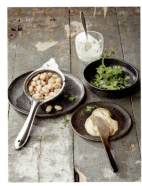
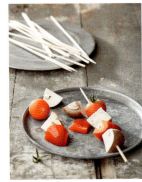

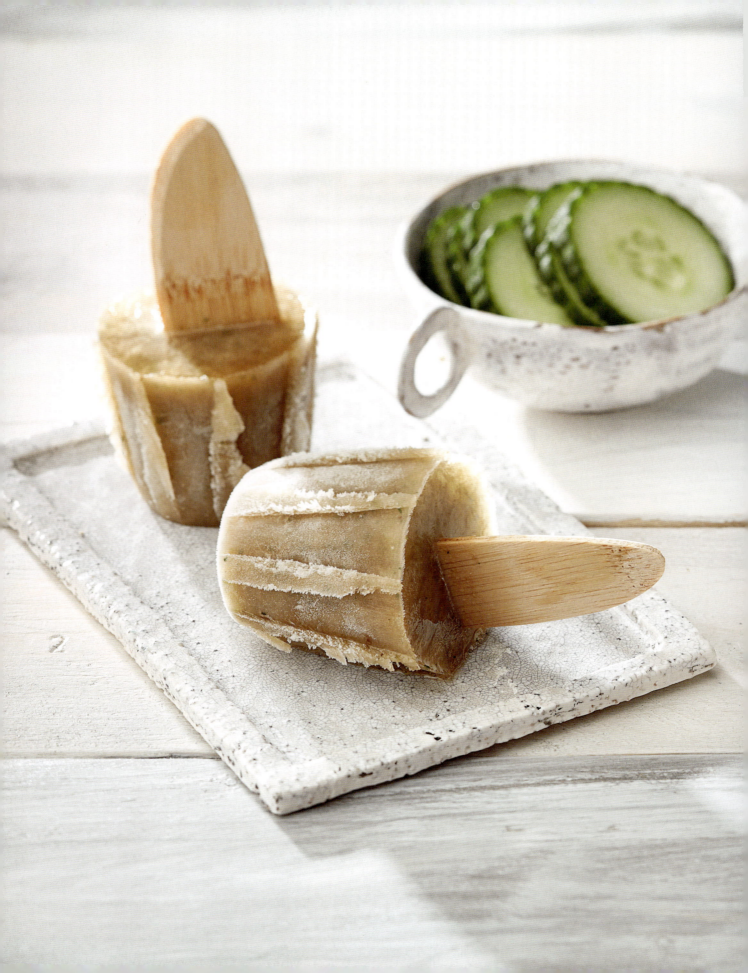

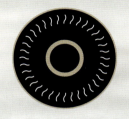

SÜSSES
UND GETRÄNKE

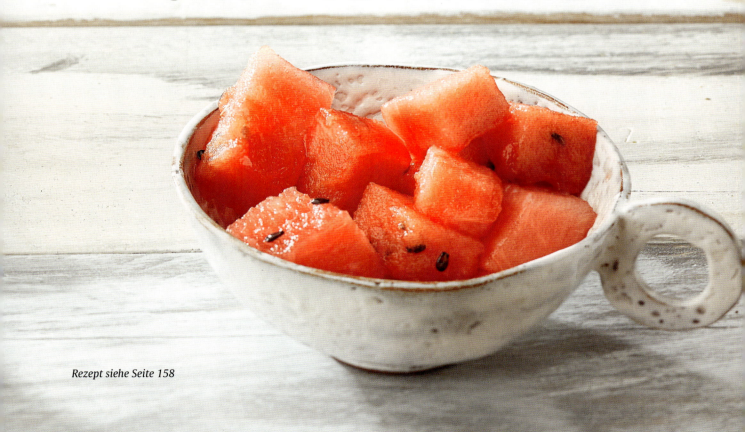

Rezept siehe Seite 158

SÜSSSPEISEN UND GETRÄNKE

SMOOTHIE-DETOX-EIS AM STIEL

Für 2 Personen – Detox

- 100 g Wassermelonenfruchtfleisch
- 50 g Gurke
- 1 Zweig Minze
- 2 EL Limettensaft
- 2 EL Agavendicksaft
- 2 Portions-Eisförmchen mit Stiel

Zubereitungszeit 10 Min. + 4–5 Std. Gefrierzeit

- Melone und Gurke klein schneiden und mit Minze, Limettensaft und Agavendicksaft pürieren.
- Eisförmchen kalt ausspülen und abtropfen lassen, nicht trocknen. Smoothie in die Förmchen füllen, die Stiele hineinstecken und mindestens 4–5 Std. oder über Nacht gefrieren.
- Vor dem Servieren Förmchen kurz in heißes Wasser tauchen und das Eis herauslösen.

Variante: Sie können auch Ananas oder Kiwi statt der Melone verwenden.

→ **stielvoll Detoxen**

NICECREME MIT MANDEL-TOPPING

Für 2 Personen – Bindegewebe

- 2 reife Bananen
- 20 g Mandelkerne
- 80 g kernige Haferflocken
- 1 Prise Vanillepulver, gemahlen
- 100 g Naturjoghurt, 1,5 % Fett
- 1 TL Honig

Zubereitungszeit 15 Min. + mind. 4 Std. Gefrierzeit

- Bananen schälen, in Stücke schneiden und mind. 4 Std. gefrieren.
- Mandeln grob hacken. Haferflocken, Mandeln und Vanillepulver in eine Pfanne geben und anrösten.
- Bananen kurz antauen und mit Joghurt und Honig cremig pürieren. Mit dem Topping servieren.

Variante: Für eine vegane Nicecreme können Sie statt Naturjoghurt auch Sojajoghurt oder Seidentofu verwenden.

→ **eiskaltes Vergnügen**

Bild siehe vorige Seite

SÜSSSPEISEN UND GETRÄNKE

FROZEN-JOGHURT-SMOOTHIE-BOWL

Für 2 Personen – Detox

- 250 g Erdbeeren (TK)
- 200 g Naturjoghurt, 1,5 % Fett
- 1 Prise Vanillepulver
- 2 TL Gojibeeren
- 1 TL Leinsamen, geschrotet

Zubereitungszeit 15 Min.

- Erdbeeren kurz antauen und mit Joghurt, 50 ml Wasser und Vanille zu einem sämigen Smoothie pürieren. In zwei Bowls (Schalen) geben.
- Gojibeeren und Leinsamen über die Smoothies geben und servieren.

Variante: Mit Sojajoghurt wird die Smoothie-Bowl vegan. Statt Erdbeeren können Sie auch Kirschen, Heidel- oder Himbeeren verwenden.

→ *fruchtig und voller Vitamine*

HEIDELBEER-SKYR-TRIFLE

Für 2 Personen – Muskeln

- 200 g Skyr
- 4 EL Mineralwasser mit Kohlensäure
- 200 g Heidelbeeren
- 2 Haferkekse

Zubereitungszeit 20 Min.

- Skyr mit Wasser glatt rühren. Heidelbeeren vorsichtig waschen. Haferkekse klein hacken.
- Schichtweise die Beeren, die Creme und die Kekskrümel in ein Glas füllen. Mit den Beeren anfangen und enden.

Tipp: Die kleinen runden kalorienarmen Beeren werden gerne auch als Superfood bezeichnet, denn sie enthalten reichlich Vitamin C, Carotinoide, Magnesium, Eisen und Vitamin B_6 sowie einen hohen Anteil an sekundären Pflanzenstoffen.

→ *Süßes geschichtet*

SÜSSSPEISEN UND GETRÄNKE

SÜßER BEEREN-AUFLAUF

Für 2 Personen – Stoffwechsel

- 1 TL Rapsöl
- je 50 g Himbeeren, Heidelbeeren und Brombeeren
- 2 Bio-Eier
- 2 EL Kokosblütenzucker
- 1 Msp. Vanillepulver
- 1 Prise Zimt
- 1 Prise Salz
- 1 Msp. Bio-Limettenschale
- 50 g Dinkelvollkornmehl
- 90 ml Milch

Zubereitungszeit 15 Min. + 35–40 Min Backzeit

- 2 flache Weckgläser oder kleine Auflaufformen mit etwas Öl einpinseln. Backofen auf 180 Grad (Umluft 160 Grad) vorheizen. Obst waschen und ggf. putzen.
- Eier trennen und Eigelbe mit Zucker, Vanillepulver, Zimt, Salz, Limettenschale, Mehl und Milch mit einem Schneebesen zu einem glatten Teig verrühren. Eiweiß steif schlagen. Das Eiweiß vorsichtig unter den Teig heben.
- Obst in die Gläser oder Auflaufförmchen geben und den Teig darübergießen. Auflauf 35–40 Min. im Ofen backen und warm servieren.

→ Protein-Dessert

APFELCRUMBLE MIT CASHEWKERNEN

Für 2 Personen – Bindegewebe

- 250 g Äpfel
- 2 EL Weizenvollkornmehl
- 2 EL Hafervollkornflocken
- 1 EL Leinsamen, geschrotet
- 1 EL Cashewkerne, gehackt
- 1 EL Rohrzucker
- 2 EL Cashewmus (Seite 127)
- 1 Prise Vanillepulver
- 1 Prise Zimt
- 1 Prise Fleur de Sel

Zubereitungszeit 25 Min. + 20 Min. Backzeit

- Backofen auf 200 Grad (Umluft 180 Grad) vorheizen. Äpfel waschen, halbieren, entkernen, in kleine Spalten schneiden und in eine kleine Auflaufform geben.
- Mehl, Haferflocken, Leinsamen, Cashewkerne, Zucker, Cashewmus, Vanille, Zimt und Salz zu Streuseln verarbeiten, über die Äpfel geben und leicht andrücken. Crumble im Ofen ca. 15–20 Min. backen.

+ Tipp: Der Crumble geht schnell und einfach und lässt sich gut vorbereiten.

+ Variante: schmeckt auch mit Brombeeren, Aprikosen oder Birnen

→ warmes Glück vom Baum

SÜSSSPEISEN UND GETRÄNKE

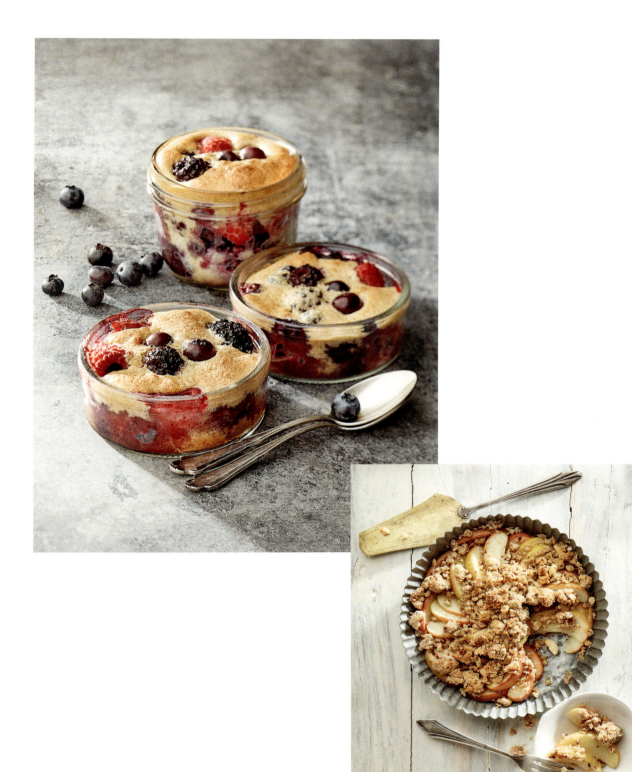

Apfelcrumble mit Cashewkernen

SÜSSSPEISEN UND GETRÄNKE

APRIKOSEN-CASHEW-SESAM-BÄLLCHEN

Für ca. 20–24 Stück – Muskeln

- 100 g getrocknete Aprikosen, entsteint
- 50 g getrocknete Datteln, entsteint
- 50 g Cashewkerne
- 30 g zarte Haferflocken
- 2 EL Cashewmus (Seite 127)
- 2 EL Honig
- 1 Prise Zimtpulver
- 15 g Sesamsamen

Zubereitungszeit 20 Min. + 15 Min. Backzeit

- Aprikosen und Datteln mit einem Blitzhacker oder einem großen Messer klein hacken und in eine Schüssel geben.
- Cashewkerne ganz fein hacken. Cashewkerne, Haferflocken, Mus, Honig und Zimt zu dem Trockenobst geben und miteinander verkneten, bis eine homogene Masse entsteht. Aus der Masse Kugeln formen.
- Kugeln in den Sesamsamen wenden, auf ein mit Backpapier ausgelegtes Backblech legen und 1 Std. ziehen lassen.

Tipp: Das Konfekt ist etwa 2–3 Wochen haltbar.

→ *Energiebällchen*

BEEREN-SOJA-SMOOTHIE

Für 2 Personen – Bindegewebe

- 200 g Beerenobst
- 300 g Sojajoghurt
- 1 TL Limettensaft
- 1 EL Cashewkerne
- 100 ml Wasser

Zubereitungszeit 15 Min.

- Obst waschen und putzen.
- Mit den anderen Zutaten und in einen Standmixer geben und fein pürieren.

Tipp: Beerenobst ist zuckerarm und enthält jede Menge Eisen, Vitamin C, Folsäure und Ballaststoffe.

→ *beerige Erfrischung*

SÜSSSPEISEN UND GETRÄNKE

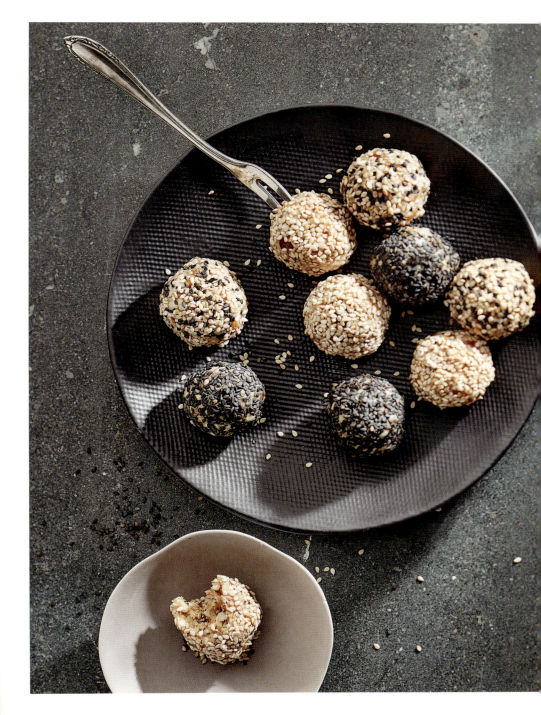

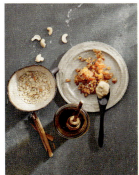

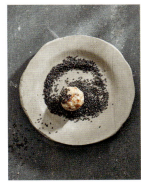

SÜSSSPEISEN UND GETRÄNKE

HÜTTENKÄSE-BANANEN-SHAKE

Für 2 Personen – Stoffwechsel

- 1 Banane
- 2 Mandarinen
- 200 g Hüttenkäse, < 10 % Fett i. Tr.
- 100 ml Kokoswasser
- 1 EL Cashewmus (Seite 127)

Zubereitungszeit 10 Min.

- Banane und Mandarinen schälen und in kleine Stücke schneiden.
- Obst mit Hüttenkäse, Kokoswasser und Cashewmus in einen Standmixer geben und alles fein pürieren.

Tipp: Hüttenkäse gibt viel Kalzium für Muskeln und Knochen sowie reichlich Eiweiß als Muskelnahrung. Das Kokoswasser wirkt durch die Elektrolyte isotonisch.

→ *Nahrung für Muskeln und Gehirn*

BUTTERMILCH-GURKEN-SHAKE

Für 2 Personen – Detox

- ½ Gurke
- 50 g Avocadofruchtfleisch
- 1 Handvoll Minzeblätter
- 500 ml Buttermilch
- 1 TL Zitronensaft
- Salz
- Pfeffer

Zubereitungszeit 10 Min.

- Gurke waschen und klein schneiden. Avocadofruchtfleisch klein schneiden. Minze waschen und trocken schütteln.
- Gurke, Avocado und Minze mit Buttermilch in einen Standmixer geben und alles fein pürieren.
- Mit Zitronensaft, Salz und Pfeffer abschmecken.

Tipp: Durch Buttermilch, Gurke und Avocado strotzt der Drink nur so vor Eiweiß, Kalzium, Kalium, ungesättigten Fettsäuren und Vitamin E.

→ *Greenie-Mix*

SÜSSSPEISEN UND GETRÄNKE

DETOX-WASSER

Für 1 Krug – Detox

- 4 Erdbeeren
- 1 cm Ingwerknolle
- 2 Zweige Minze
- ¼ Gurke
- 600 ml Leitungswasser

Zubereitungszeit 10 Min. + mind. 30 Min. Ziehzeit

- Erdbeeren, Ingwer, Minze und Gurke waschen. Erdbeeren halbieren, Ingwer und Gurke in Scheiben schneiden.
- Wasser in einen Krug füllen. Die vorbereiteten Zutaten zum Wasser geben, im Kühlschrank 30 Min. bis 1 Tag ziehen lassen und genießen.

Variante: Mit kohlensäurehaltigem Mineralwasser wird der Drink noch erfrischender.

→ **Wasser zum Entgiften**

INGWERTEE

Für 1 Krug – Stoffwechsel

- 500 ml Leitungswasser
- 1 Ingwerknolle, 2 cm
- 2 Zweige Minze

Zubereitungszeit 15 Min.

- Wasser zum Kochen bringen. Ingwer in Scheiben schneiden. Minze waschen.
- Ingwer und Minze in einen Krug geben und mit dem Wasser aufgießen. Circa 10 Min. ziehen lassen und dann genießen.

Tipp: Die Ingwerknolle enthält ätherische Öle und Scharfstoffe, die für den frisch-scharfen Geschmack und die durchblutungsfördernde und kreislaufanregende Wirkung verantwortlich sind. Sie können bei Verdauungsbeschwerden und gegen Übelkeit helfen.

→ **Stoffwechseltee**

ASANA-REGISTER

A
Adler, stehender 33
Atem. *siehe* Pranayama

B
Baby-Kobra 37
Banane 88
Beinschere, gestreckte 64
Bergposition 34
Brust-Bein-Dehnung 67

D
Die Katze greift ihren Schwanz 41
Dreieck, gedrehtes 67

F
Frosch, halber auf dem Bauch liegender 70

G
Grätsche, gedrehte weite 66
Grätsche, sitzende 58

H
Haltung des Kindes – Variante mit weit geöffneten Knien 81
Heldensitz, gedrehter 69
Herabschauender Hund-Planke-Flow 51
Heuschrecke, Variante 55
Hund, dreibeiniger 65
Hund, herabschauender 37

K
Katze, gedrehte 50
Katze-Tiger-Flow 50
Knie-Brust-Kinn-Position 36

Knie-zur-Brust-Flow 64
Kobra 55
Krieger 1 39
Krieger 2 52
Krieger 3 53
Kuhgesicht 57

L
Libelle mit Seitöffnung 86
Lunges mit Seitbeuge 51

M
Meditation
– Das dritte Auge – Trataka Meditation 43
– Endentspannung 42
– Gehmeditation 59
– Mantra-Meditation: So Ham 90
– Sat Kriya 75
Mondsichel, liegende 88

N
Nadelöhr 84

P
Planke, hohe 36
Planke (Variante I) 65
Pranayama
– Atem ausdehnen – Taoist Breath 91
– Dreistufige Atmung 43
– Feueratem 74
– Stufen-Atmung 59

R
Raupe I 87
Reh, liegendes 89

S
Schmetterling 83
Schnecke 87
Schnürsenkel, halber mit Vorbeuge – Schnürsenkel, ganzer 85
Schulterbrücke 71
Schulterstand, unterstützter (Variante) 72
Schwan, schlafender 84
Seehund 82
Seitendehnung im Stand 32
Seitstütz 66
Seitwinkel, gestreckter 52
Sphinx 82
Stabsitz, dynamischer 68
Stand mit nach oben ausgestreckten Armen 34
Stern 83
Stuhlposition, dynamische – Taucher 40

T
Tänzer 1 54
Taube, liegende 56
Twisten – Dynamische Drehung im Stand 33
Twist, liegender 73

V
Vierfüßlerstand, Geöffneter mit Drehung 65
Vorbeuge, halbe 35
Vorbeuge, stehende 35

W
Winkelhaltung, gebundene 58

SANSKRIT-REGISTER

A
Adho Muhka Svanasana Variante 51
Adho Mukha Svanasana 37
Anjaneyasana Variante 51
Apanasana Variante 64
Ardha Matsyendrasana Variante 69
Ardha Uttanasana 35, 38

B
Baddha Konasana Variante 58
Balasana Variante 81
Bananasana 88
Bhujangasana 55
Bhujangasana Variante 37, 82

C
Chaturanga Dandasana Variante 36

D
Dandasana Variante 68
Die Trataka Meditation gehört zu den Reinigungsmethoden des Hatha Yoga 43

E
Eka Pada Bhekasana Variante 70
Eka Pada Chaturanga 65
Eka Pada Rajakapotasana Variante 56, 84

G
Garudasana Variante 33
Gomukhasana Variante 57, 85

J
Jathara Parivartanasana 73
Jathara Parivartanasana Variante 41

K
Kapalabhati Variante 74

M
Marjariasana Variante 50, 65

REZEPTREGISTER

N
Natarajasana 54

P
Parivritta Prasarita Padottanasana 66
Parivritta Upavistha Konasana Variante 86
Parsvottanasana 67
Paschimottanasana Variante 87
Prana Booster 43

S
Salabhasana 55
Salamba Sarvangasana 72

Santolanasana 36
Savasana 42
Setu Bandha Sarvangasana Variante 71
Swastikasana Variante 89

T
Tadasana 34, 38
Tadasana Variante 33
Tarasana 83

U
Upavistha Konasana 58
Urdhva Hastasana 34, 38
Urdhva Hastasana Variante 32

Utkatasana Variante 40
Uttanasana 35, 38
Uttanpadasana 64
Utthita Parivritta Trikonasana 67
Utthita Parsvakonasana Variante 52

V
Vasisthasana 66
Viloma Pranayama 59
Virabhadrasana 1 39
Virabhadrasana 2 52
Virabhadrasana 3 53
Vyaghrasana Variante 50

REZEPT-REGISTER

Bindegewebe
- Apfelcrumble mit Cashewkernen 160
- Apfelsandwich mit Mandelmus 114
- Beeren-Soja-Smoothie 162
- Chia-Quark-Brötchen 117
- Gemüseköfte mit Korma-Sauce 145
- Hafereintopf mit Linsen 127
- Hirse-Bowl mit Roter Bete 138
- Korma-Paste 144
- Nicecreme mit Mandel-Topping 158
- Salat-Bowl, vitalstoffreiche 137
- Schoko-Hafer-Porridge 111
- Süßkartoffeln, gefüllte 153
- Süßkartoffelsalat mit Erbsen 133
- Süßkartoffel-Toasts 115

Detox
- Avocado-Gurken-Suppe, kalte 128
- Blumenkohl-Couscous 148
- Buttermilch-Gurken-Shake 164
- Detox-Wasser 165

- Frozen-Joghurt-Smoothie-Bowl 159
- Gelbe Zucchini-Karotten-Suppe 128
- Grapefruit-Apfel-Chia-Smoothie 110
- Grünkohlsalat mit Birne 132
- Melonen-Bruschetta 118
- Melonen-Smoothie-Bowl 109
- Quinoa-Sushi mit Koriandersauce 121
- Salatcups mit Buchweizen 118
- Smoothie-Detox-Eis am Stiel 158
- Sommerröllchen mit Limetten-Dip 112
- Spargelsalat mit Erdbeeren 132

Muskeln
- Aprikosen-Cashew-Sesam-Bällchen 162
- Auberginen-Süßkartoffel-Lasagne 152
- Exotische Tofu-Smoothie-Bowl 109
- Gemüse-Spiralnudeln 150
- Heidelbeer-Skyr-Trifle 159
- Koriander-Linsen-Bowl 143
- Linsen-Taler mit Pfannengemüse 146

- Pancakes mit Zitrusfrüchten 114
- Quark mit Beeren und Haferflocken 108
- Salat mit Halloumi und Avocado 131
- Spinat-Rucola-Salat 131
- Tacos mit Bohnen und Tomaten 122
- Tomaten-Pilz-Tofu-Spieße 154

Stoffwechsel
- Beeren-Molke-Drink 110
- Bohnen-Erbsen-Bratlinge 149
- Bohnen-Spinat-Bowl 141
- Bowl mit Mangold-Brokkoli 140
- Erbsen-Tomaten-Salat 134
- Hüttenkäse-Bananen-Shake 164
- Ingwertee 165
- Korma-Gemüse-Curry mit Hirse 144
- Pastinaken-Suppe mit Topping 126
- Quinoa-Birnen-Brei 111
- Skyr mit Beeren und Haferflocken 108
- Süßer Beeren-Auflauf 160

IMPRESSUM

Bibliografische Information der Deutschen Nationalbibliothek
Die Deutsche Nationalbibliothek verzeichnet diese Publikation in der Deutschen Nationalbibliografie; detaillierte bibliografische Daten sind im Internet über http://dnb.d-nb.de abrufbar.

Programmplanung: Sibylle Duelli
Redaktion: Ursula Brunn-Steiner, Vaihingen/Enz, Sibylle Duelli, Schallstadt
Bildredaktion: Christoph Frick, Nadja Giesbrecht

Umschlaggestaltung und Layout: Sandra Gramisci, München

Umschlaggestaltung: Dominique Loenicker, Stuttgart

Bildnachweis:
Umschlagfoto und alle Übungsfotos: Holger Münch, Stuttgart
Rezeptfotos: Meike Bergmann, Berlin
Foodstyling: Caroline Franke
Autorenfotos: Johannes Némecky (Nicole Reese), Studioline (Iris Lange Fricke).

1. Auflage
© 2018 TRIAS Verlag in Georg Thieme Verlag KG
Rüdigerstraße 14, 70469 Stuttgart

Printed in Germany

Satz: Fotosatz Buck, Kumhausen
gesetzt in: Adobe Indesign CC2017
Repro: ludwig:media, Zell am See
Druck: Westermann Druck Zwickau GmbH, Zwickau

Gedruckt auf chlorfrei gebleichtem Papier

ISBN 978-3-432-10472-0   1 2 3 4 5 6

Auch erhältlich als E-Book:
eISBN (ePub) 978-3-432-10474-4

Wichtiger Hinweis
Wie jede Wissenschaft ist die Medizin ständigen Entwicklungen unterworfen. Forschung und klinische Erfahrung erweitern unsere Erkenntnisse. Ganz besonders gilt das für die Behandlung und die medikamentöse Therapie. Bei allen in diesem Werk erwähnten Dosierungen oder Applikationen, bei Rezepten und Übungsanleitungen, bei Empfehlungen und Tipps dürfen Sie darauf vertrauen: Autoren, Herausgeber und Verlag haben große Sorgfalt darauf verwandt, dass diese Angaben dem Wissensstand bei Fertigstellung des Werkes entsprechen. Rezepte werden gekocht und ausprobiert. Übungen und Übungsreihen haben sich in der Praxis erfolgreich bewährt.

Eine Garantie kann jedoch nicht übernommen werden. Eine Haftung des Autors, des Verlags oder seiner Beauftragten für Personen-, Sach- oder Vermögensschäden ist ausgeschlossen.

Geschützte Warennamen (Warenzeichen®) werden nicht besonders kenntlich gemacht. Aus dem Fehlen eines solchen Hinweises kann also nicht geschlossen werden, dass es sich um einen freien Warennamen handelt.

Das Werk, einschließlich aller seiner Teile, ist urheberrechtlich geschützt. Jede Verwendung außerhalb der engen Grenzen des Urheberrechtsgesetzes ist ohne Zustimmung des Verlages unzulässig und strafbar. Das gilt insbesondere für Vervielfältigungen, Übersetzungen, Mikroverfilmungen oder die Einspeicherung und Verarbeitung in elektronischen Systemen.

Besuchen Sie uns auf facebook!
www.facebook.com/trias.tut.mir.gut

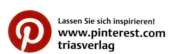
Lassen Sie sich inspirieren!
www.pinterest.com triasverlag

SERVICE

Liebe Leserin, lieber Leser,
hat Ihnen dieses Buch weitergeholfen? Für Anregungen, Kritik, aber auch für Lob sind wir offen. So können wir in Zukunft noch besser auf Ihre Wünsche eingehen. Schreiben Sie uns, denn Ihre Meinung zählt!

Ihr TRIAS Verlag
E-Mail Leserservice: kundenservice@trias-verlag.de
Lektorat TRIAS Verlag, Postfach 30 05 04, 70445 Stuttgart, Fax: 0711 - 8931 - 748

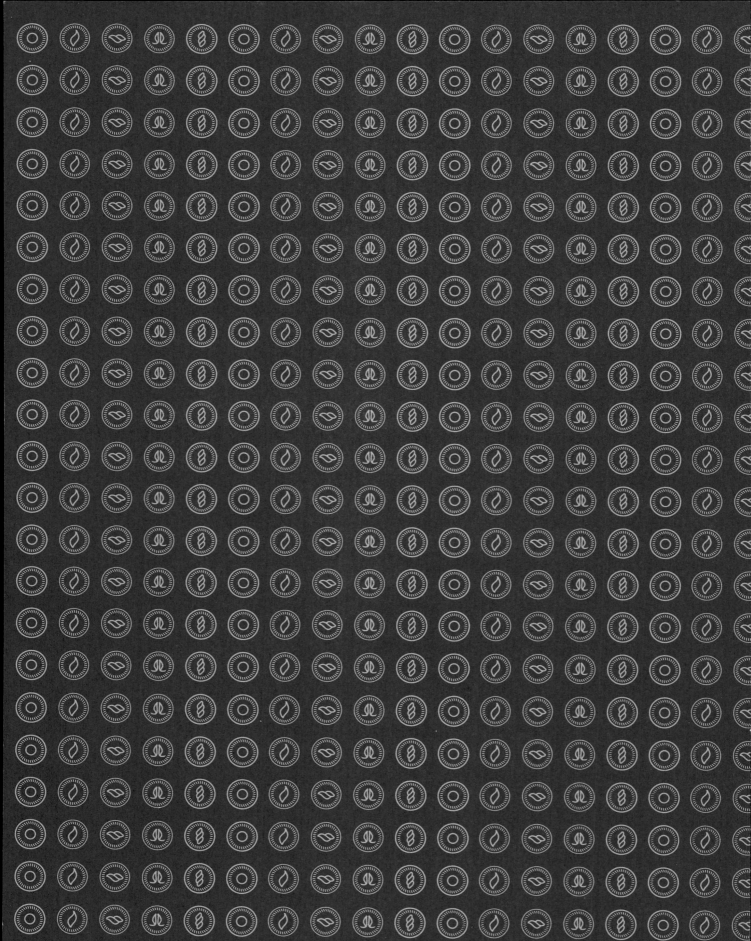